Ingrid Früchtel

Vollwertkost

auch für Einsteiger

Verlockende Rezepte, praktischer Rat
und Tips aus eigener Erfahrung.
Unter Mitarbeit von Annette Früchtel

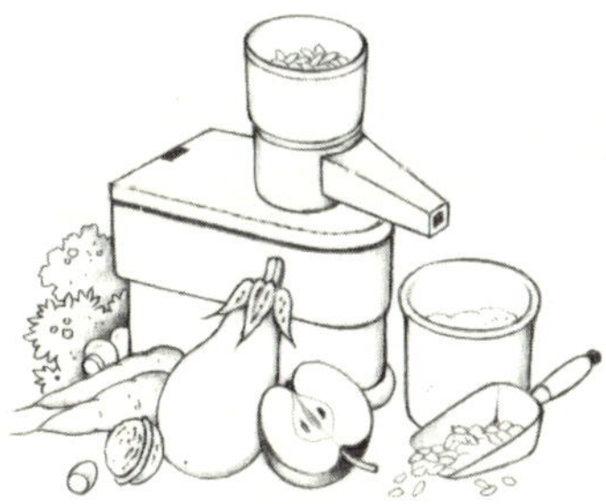

GU
Gräfe und Unzer

Umschlag-Vorderseite
Eine Spezialität für Hellas-Freunde und alle, die es würzig lieben, ist die griechische Reispfanne. Rezept Seite 31.
2. Umschlagseite
Die Getreidearten der Vollwertküche. Näheres dazu können Sie auf den Seiten 5 und 26 lesen.
3. Umschlagseite
Die appetitlich angerichtete Frischkostplatte mit Käsedressing begeistert jeden Feinschmecker und macht den Einstieg ganz besonders leicht. Rezept Seite 12.

Farbfotos: Fotostudio L'Eveque Harry Bischof (2. Umschlagseite, Seite 18, 28, 37, 38, 47), Susi und Pete A. Eising (Seite 17, 48, 3. Umschlagseite), Fotostudio Teubner (Umschlag-Vorderseite, Seite 27)

CIP-Kurztitelaufnahme der Deutschen Bibliothek

Früchtel, Ingrid:

Vollwertkost auch für Einsteiger: verlockende Rezepte, prakt. Rat u. Tips aus eigener Erfahrung / Ingrid Früchtel. Unter Mitarb. von Annette Früchtel. - 4. Aufl. - München: Gräfe und Unzer, 1990. - 56 S.: Ill.

(GU-Vollwert-Küchen-Ratgeber)
ISBN 3-7742-2050-6 Pb.: DM 9.80

4. Auflage 1990

Redaktion: Antje Schunka-Späth
Herstellung: Birgit Rademacker
Zeichnungen: Gerlind Bruhn
Umschlaggestaltung: Heinz Kraxenberger
Satz und Druck: Appl, Wemding
Bindung: Conzella, Pfarrkirchen

ISBN 3-7742-2050-6

Ingrid Früchtel
erhielt die ersten Anstöße zur Beschäftigung mit naturgemäßer Ernährung durch Literatur über den Wert der Getreidekost und durch gesundheitliche Probleme. Hinzu kam der Wunsch, die Erträge aus dem eigenen großen Garten möglichst naturbelassen zu verarbeiten. Der Erfolg in der Praxis stellte sich bald ein. Zivilisationskrankheiten verschwanden, die Leistungsfähigkeit besserte sich, auch schwerste Gartenarbeit wurde mühelos bewältigt. Ihre bisher erschienenen sehr erfolgreichen Bücher »Das Ingrid-Früchtel-Vollkorn-Kochbuch«, »Das vegetarische Kochbuch«, »Das Ingrid-Früchtel-Vollkorn-Backbuch« und »Natürliche Vorratshaltung in der Vollwertküche« machten die Autorin zu einer anerkannten Autorität auf dem Gebiet der Vollwertkost.

Annette Früchtel
Referendarin, als Tochter von Ingrid Früchtel mit Vollwertkost aufgewachsen, hat zu diesem GU Vollwert-Küchen-Ratgeber wesentliche Teile beigetragen.

Wichtiger Hinweis
Beim Getreidekauf muß darauf geachtet werden, daß das Getreide gereinigt ist. Es muß befreit sein von Schmutz und Unkrautsamen (vor allem Samen der giftigen Kornrade). Auch der wieder häufiger auftretende Pilzparasit, der vor allem den Roggen befällt, das Mutterkorn, darf nicht enthalten sein. Es ist ein schwärzliches, meist stark vergrößertes Getreidekorn. Mutterkorn ruft beim Genuß lebensgefährliche Vergiftungserscheinungen hervor. Getreide muß also vor der Verarbeitung unbedingt verlesen werden.
Bittermandeln wirken in größeren Mengen giftig. Sie dürfen deshalb nur in kleinen Mengen als Gewürz verwendet werden und sollten immer unerreichbar für Kinder aufbewahrt werden.
Weder die Schoten noch die Samen von Hülsenfrüchten dürfen roh verzehrt werden, da erst durch ausreichendes Garen das darin enthaltene natürliche Gift, das Phasin, das ungünstig auf den Eiweißstoffwechsel wirkt, unschädlich gemacht wird. Dieses Gift wird beim Keimen nur teilweise abgebaut; auch Sojabohnenkeimlinge sollen daher nicht zu oft und grundsätzlich kurz erhitzt/blanchiert verzehrt werden.

Sie finden in diesem Buch

Ein Wort zuvor

Immer mehr Menschen suchen heute nach einer Alternative zur herkömmlichen Ernährung. Sie haben erkannt, daß eine vernünftige, naturgemäße Kost der sicherste Weg ist, Zivilisationskrankheiten vorzubeugen, sich gesünder und vitaler zu fühlen. Vielen fehlte jedoch bisher der Mut und eine ermunternde, unkomplizierte Anleitung für eine Umstellung. Dieser aktuelle GU Vollwert-Küchen-Ratgeber nun macht den Einstieg wirklich leicht. Er zeigt, wie einfach es ist, vollwertige, bekömmliche und köstliche Gerichte zu kochen.
Feinschmecker wissen längst, daß frische, naturbelassene Lebensmittel - wie sie die Vollwertküche bietet - einfach besser schmecken als Konserven und Fertigprodukte. Hinzu kommt, daß solche »veredelten« Nahrungsmittel häufig mit Zusatzstoffen aller Art belastet sind, während ihnen lebensnotwendige Wirkstoffe fehlen.
»Vollwertkost kann«, wie Prof. Thomas in seinem Buch »Vollkorn bietet mehr« schreibt, »mit dem Abschluß einer Versicherung gegen vorzeitigen Leistungsabfall und gegen vermeidbare Krankheiten verglichen werden«.
Als wir Anfang der sechziger Jahre unsere Ernährung umstellten, und als bald darauf die erste Getreidemühle ins Haus kam, wurden wir zunächst als Außenseiter und »Körnerfresser« belächelt. Doch inzwischen gibt es selbst in kleinen Orten Naturkostläden, die Obst, Gemüse und Getreide aus biologischem Anbau und Produkte daraus verkaufen. Nicht nur Hausfrauen, auch manche Bäcker backen wieder Brot mit Vollgetreide. Vollwert-Koch- und Backkurse, die vielerorts angeboten werden, sind rasch ausgebucht. Selbst im Urlaub kann man sich mit Vollwertkost verwöhnen lassen, und in renommierten Restaurants stehen Gerichte aus Hirse, Gerste, Buchweizen und Hülsenfrüchten auf der Speisekarte.
Die Vollwert-Ernährung ist also keine Modeerscheinung, die schnell wieder verschwinden wird, sondern eine auf die Dauer durchführbare vernünftige Ernährungsweise. Sie basiert auf jahrtausendealten Erfahrungen, ärztlichen Empfehlungen (Dr. Bircher-Benner, Dr. Bruker, Dr. Schnitzer, Dr. Anemueller und andere) und wissenschaftlich gesicherten Forschungsergebnissen (Prof. Kollath, Prof. Leitzmann, Prof. Thomas und andere).
In diesem Küchen-Ratgeber sage ich Ihnen zunächst, um was es bei der Vollwerternährung geht, welche Lebensmittel Sie bevorzugen sollten, welche Küchengeräte Ihnen die Arbeit erleichtern und Zeit sparen helfen. Ich gebe Ihnen Tips, wie Sie Ihre bisherige Kost Schritt für Schritt vollwertiger machen können. Die vielen brillanten Farbfotos werden Sie gewiß verlokken, meine Rezept-Ideen auszuprobieren.
Die Rezepte sind so einfach nachzukochen, daß sie auch Ungeübten leicht gelingen. Dabei werden Sie feststellen, daß die Vollwertkost ungeahnte Gaumenfreuden bietet, keinesfalls mehr Zeit kostet als die herkömmliche Art zu kochen und sogar Ihre Haushaltskasse entlastet.
Auch wenn Sie mit Vollwertkost bereits vertraut sind, gibt Ihnen dieses Kochbuch viele neue Anregungen: Salate, Getreidegerichte, Gemüsespezialitäten . . . Auch Süßspeisen und Vollkorngebäck fehlen nicht.
Alle Rezepte sind für 2 Personen berechnet. Die Mengen lassen sich aber problemlos teilen oder verdoppeln. Bei jedem Rezept sind Energie-, Nähr- und Ballaststoffgehalt angegeben. Viele Tips und Zeichnungen bieten zusätzliche Information.
Meine Tochter Annette, von Kindheit an mit Vollwertkost vertraut, sammelt nun in ihrem eigenen kleinen Haushalt praktische Erfahrung als »Einsteiger«. Ihre Mitarbeit an diesem GU Küchen-Ratgeber war mir deshalb sehr wichtig.
Ich wünsche Ihnen einen guten Start, viel Spaß beim Kochen und guten Appetit!

Ihre Ingrid Früchtel

Was ist Vollwertkost?

»Laßt unsre Nahrung so natürlich wie möglich«, forderte der »Vater der Vollwert-Ernährung«, Prof. Werner Kollath, schon vor rund 50 Jahren. Und die Gießener Ernährungswissenschaftler Leitzmann, v. Kürten und Männle haben in der »Gießener Formel« kurz und prägnant definiert, was unter Vollwert-Ernährung zu verstehen ist: »Vollwert-Ernährung ist eine Ernährungsweise, in der ernährungsphysiologisch wertvolle Lebensmittel schmackhaft und abwechslungsreich zubereitet werden. Sie besteht vornehmlich aus pflanzlichen Lebensmitteln - Vollgetreide, Gemüse und Obst, möglichst aus kontrolliertem Anbau - sowie Milch und Milchprodukten. Etwa die Hälfte der Lebensmittel wird als Frischkost verzehrt; Fleisch und Eier spielen eine untergeordnete Rolle.

Vollwert-Ernährung unterscheidet sich von üblicher Mischkost durch das Vermeiden übertriebener Be- und Verarbeitung der Lebensmittel sowie durch das Vermeiden von Zusatzstoffen.«

Worauf es in der Praxis ankommt, will ich Ihnen im folgenden zeigen.

Das volle Getreidekorn steht in der Vollwertküche an erster Stelle: Weizen, Dinkel, Grünkern, Roggen, Nackthafer und Nacktgerste, Hirse, Mais, Naturreis sowie Buchweizen sollten so oft wie möglich auf den Tisch kommen. Wobei, genau gesagt, Dinkel eine alte Spelzweizenart ist und Grünkern aus milchreif geerntetem Dinkel gewonnen wird. Nackthafer und Nacktgerste sind spelzenlose Spezialzüchtungen; sie sind im Gegensatz zu den gewöhnlichen Hafer- und Gerstensorten, die entspelzt werden müssen, noch keimfähig. Der Buchweizen schließlich ist kein Getreide, sondern eine Knöterichart; er läßt sich aber genauso wie Getreide verarbeiten.

Aus allen Getreidearten kann man süße und pikante Gerichte zubereiten. Weizen, Dinkel und Roggen eignen sich, dank ihres hohen Gehaltes an Klebereiweiß, zum Backen am besten.

Das Getreidekorn enthält fast alle lebenswichtigen Wirkstoffe. Im Keimling und in den Randschichten sind Vitamine, Mineralstoffe, Fette, hochwertiges Eiweiß und Ballaststoffe konzentriert. Dagegen besteht der weiße Mehlkörper im Korninneren hauptsächlich aus Stärke und weniger wertvollem Eiweiß. Aus ihm wird das Auszugsmehl hergestellt - ein leeres Kohlenhydrat, dem fast alle lebensnotwendigen Stoffe fehlen. Auch Auszugsmehle mit höherer Typenzahl sind nicht vollwertig!

Die unverdaulichen Ballaststoffe des Getreidekorns haben wichtige Funktionen zu erfüllen. Sie bewirken eine schnellere und länger anhaltende Sättigung, regen die Verdauungsfunktionen an, aktivieren die Darmtätigkeit, so daß Giftstoffe schneller abtransportiert und ausgeschieden werden können. Außerdem tragen sie zur Senkung des Cholesterinspiegels und zu einem geringeren Anstieg der Blutzuckerkurve bei.

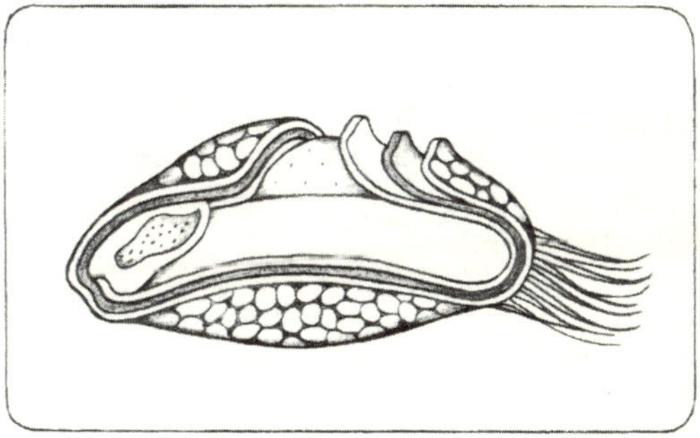

Das volle Getreidekorn mit den wertvollen Randschichten und dem Keimling (links) ist die Basis der Vollwertküche.

Das keimfähige Getreidekorn ist eine lange haltbare »Naturkonserve«. Doch sobald es zerkleinert ist, werden viele Inhaltsstoffe durch den Luftsauerstoff angegriffen. Deshalb sollte Getreide immer frisch gemahlen beziehungsweise geschrotet und bald verarbeitet werden. Für Ihre ersten Koch- und Backversuche können Sie sich Getreide in kleinen Mengen im Reformhaus oder im Naturkostladen frisch mahlen lassen. Bewahren Sie es kühl, trocken und dunkel (im Kühlschrank oder Gefriergerät) auf.

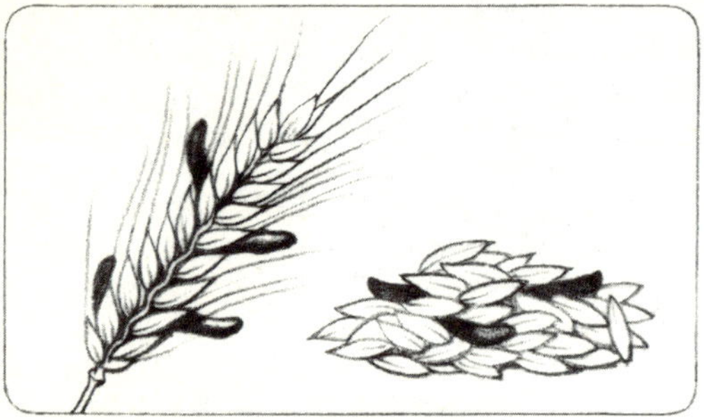

Mutterkorn (schwarze, vergrößerte Körner) und Unkrautsamen müssen aus ungereinigtem Getreide sorgfältig entfernt werden.

Wenn Sie Getreide aus biologischem Anbau direkt beim Bauern kaufen, achten Sie bitte darauf, daß es gut gereinigt ist. Andernfalls müssen Sie Mutterkorn (längliche schwarzviolette Körner, vor allem im Roggen) und Unkrautsamen, die zum Teil giftig sind, auslesen (siehe auch Hinweis auf Seite 2).

Gemüse und Obst enthalten nicht nur die meisten Vitamine und Mineralstoffe, sondern auch sekundäre Pflanzeninhaltsstoffe wie natürliche Aroma-, Farb- und Bitterstoffe und bakterientötende Wirkstoffe. Ihre gesundheitsfördernde Wirkung wird in der Naturheilkunde seit alters her genutzt. Diese empfindlichen Stoffe bleiben am besten erhalten, wenn Sie Gemüse, Obst und Getreide als Frischkost, also unerhitzt, auf den Tisch bringen.

Kartoffeln und Hülsenfrüchte dürfen auf dem gesunden Speiseplan nicht fehlen. Hülsenfrüchte haben den höchsten Gehalt an pflanzlichem Eiweiß, beachtlich viele B-Vitamine, Mineralstoffe (vor allem Eisen) und Ballaststoffe.

Naturbelassene Fette und Öle sind wichtig, doch auch diese sollten Sie nur in mäßigen Mengen (maximal 60–80 g pro Tag) verzehren. Kaltgepreßte, nicht raffinierte Öle sind am gesündesten. Sie haben einen hohen Anteil an mehrfach ungesättigten Fettsäuren (auch die lebensnotwendige Linolsäure) und an fettlöslichen Vitaminen. Geeignet sind

- für Salate alle Keimöle, Sonnenblumenöl, Distelöl und Olivenöl,
- zum schonenden Andünsten Sonnenblumenöl, Olivenöl und Butter,
- zum Braten ungehärtetes Kokosfett,
- zum Backen Butter, ungehärtete Pflanzenmargarine (aus dem Reformhaus) und Sonnenblumenöl.
- Als Brotaufstrich schmeckt frische Butter am besten.

Minderwertig sind extrahierte, raffinierte Öle und die üblichen Konsummargarinen mit gehärteten Fetten.

Milch und Milchprodukte sind wichtige Lieferanten von Calcium, Vitamin B_2 und A. Unerhitzt sind sie am wertvollsten. Rohe Vorzugsmilch und Frischmilch vom Bauernhof sind daher der pasteurisierten Milch vorzuziehen. H-Milch, Sterilmilch und Kondensmilch sind stark hitzegeschädigt, sie gehören nicht in die Vollwertküche.

Durch Säuerung und Reifung wird Milch verträglicher. Das gilt besonders für die verschiedenen Sauermilcharten, aber auch für Quark, Hüttenkäse, Frischkäse und Käse aus Rohmilch. Joghurt und Quark können Sie aus unerhitzter Frischmilch auch selbst herstellen. Bevorzugen Sie beim Einkauf gesäuerte Milchprodukte mit hohem Anteil an rechtsdrehender (L+) Milchsäure. Sie wird vom Körper völlig verwertet, während die linksdrehende (D-) Milchsäure - unter Verlust von Mineralstoffen - ausgeschieden wird.

Fleisch, Fisch und Eier sind für eine gesunde, ausgewogene Ernährung eigentlich nicht notwendig. Es schadet aber nichts, wenn sie ab und zu auf dem Speisezettel stehen; das heißt 1-2 Fleisch- und Fischmahlzeiten und 1-2 Eier pro Person und Woche. Das bedeutet durchaus keinen Verzicht! Sie werden nämlich sehr bald feststellen, daß der Appetit auf Fleisch bei Vollwertkost immer mehr abnimmt.

Doch selbst wer auf Fleisch, Fisch und Eier ganz verzichtet, braucht keinen Eiweißmangel zu befürchten, denn pflanzliche Lebensmittel können so miteinander kombiniert werden, daß ihr Eiweißgemisch ernährungsphysiologisch tierischem Eiweiß gleichwertig ist. Sehr günstig ist es auch, pflanzliche Proteine (Eiweiß) mit geringen Mengen tierischer Proteine zu kombinieren. So kann ein Erwachsener seinen Tagesbedarf an Eiweiß bereits durch 500 g Kartoffeln + 1 Ei decken.

Optimale Kombinationen von Lebensmitteln (im Verlauf *einer* Mahlzeit) sind:
- Getreide + Hülsenfrüchte
- Getreide + Nüsse
- Getreide oder Kartoffeln + Milch oder Milchprodukte (zum Beispiel Dickmilch, Quark, Käse)
- Kartoffeln + Ei.

Aber Sie brauchen nun keine umständlichen Nährwertberechnungen anzustellen: Je abwechslungsreicher und vielseitiger Ihr täglicher Speisezettel ist, desto besser ergänzen sich die Inhaltsstoffe der verschiedenen Lebensmittel. Ergänzend dazu finden Sie bei den Rezepten dieses Küchen-Ratgebers jeweils pro Portion die Werte der Joule/Kalorien sowie von Eiweiß, Fett, Kohlenhydraten und Ballaststoffen.

Hinweis: Alle Angaben in diesem Küchen-Ratgeber bedeuten Kilojoule oder Kilokalorien, abgekürzt kJ und kcal, auch wenn umgangssprachlich von »Joule« und »Kalorien« die Rede ist.

Frische Küchenkräuter, Wildkräuter und Gewürze machen die Speisen schmackhafter und bekömmlicher. Wer phantasievoll würzt, kommt auch mit weniger Salz aus!

In den Rezepten dieses Buches werden Sie einige Gewürze und Gewürzmischungen aus dem Reformhaus entdecken, die Sie unbedingt probieren sollten: Delikata (curryähnlich, nur feiner), Endoferm (kräftiger als Delikata), Picata (pikant-scharf, Grillgewürz), Schabzigerklee (getrocknetes Gebirgskraut, Käsegewürz), Vitam-Steinpilzbrühe (aromatische Pilzwürze mit Hefeextrakt). Sie runden die Speisen sehr schmackhaft ab und erleichtern Ihnen die Umstellung Ihrer Eßgewohnheiten.

Praktische Geräte

Als Ergänzung zu Ihrer »normalen« Küchenausstattung brauchen Sie für die Vollwertküche nur einige zusätzliche Geräte, die Sie sich auch nach und nach anschaffen können:

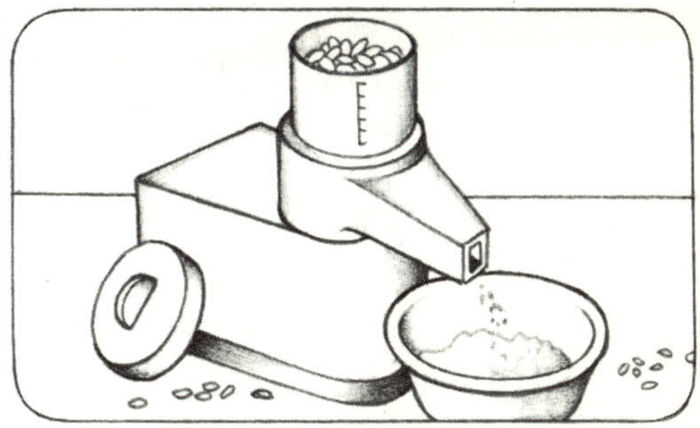

Vor dem Kauf einer Getreidemühle sollten Sie sich im Fachhandel oder dem Handbuch (siehe Seite 56) genau informieren. Die Auswahl ist groß.

Getreidemühle: Eine elektrische Mühle erleichtert Ihnen die Arbeit sehr. Sie ist eine Anschaffung für viele Jahre, die sich schnell bezahlt macht. Die preiswerteste Lösung ist eine Getreidemühle mit Stahlmahlwerk als Zusatzgerät zu vielen Küchenmaschinen. Sehr praktisch und vielseitig sind auch Kombinationsgeräte, bestehend aus Mühle mit Stahlmahlwerk plus Vorsatz zum Schnitzeln, Raspeln und Reiben von Gemüse, Käse und Nüssen. Für Hobbybäcker ist wichtig, daß Getreidemühlen mit Mahlsteinen besonders feines, flockiges Mehl mahlen. Genaue Informationen im »Handbuch für Haushaltsgetreidemühlen« (siehe Seite 56).
Dieses »Mühlensymbol« kennzeichnet alle Rezepte in diesem Küchen-Ratgeber, für die Sie gemahlenes Getreide brauchen. Lesen Sie zum Mahlen von Getreide bitte die Hinweise auf Seite 5.

Elektrohacker (zum Beispiel Moulinette): Zum schnellen Zerkleinern von gekeimtem oder gekochtem Getreide, von Gemüse, nicht zu weichem Obst, Käse und Nüssen.

Rohkostreibe und Gurkenhobel: Geräte mit auswechselbaren Einsätzen sind am praktischsten; auch als Zusatzgeräte zu Küchenmaschinen.

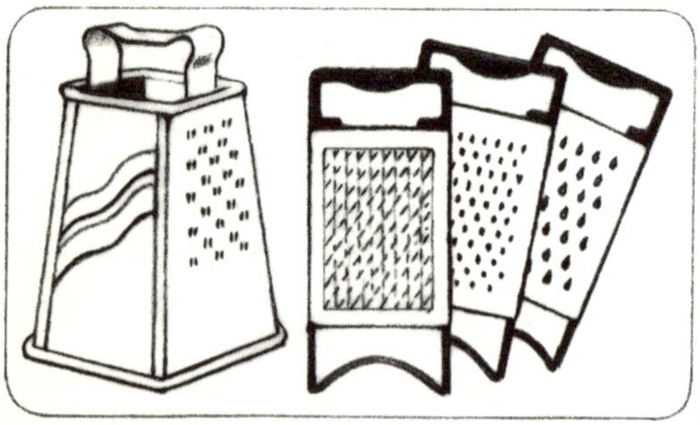

Rohkostreiben sollten immer aus rostfreiem Material hergestellt sein. Für größere Mengen gibt es auch Vorsatzgeräte für Küchenmaschinen.

Servierpfanne: Aus Edelstahl mit passendem Deckel (von SUS), in der Sie die Speisen ohne Umfüllen servieren können. Zum Garen von Gemüse, Kartoffeln und Getreide; auch als Auflaufform und notfalls als Brotbackform zu benutzen.

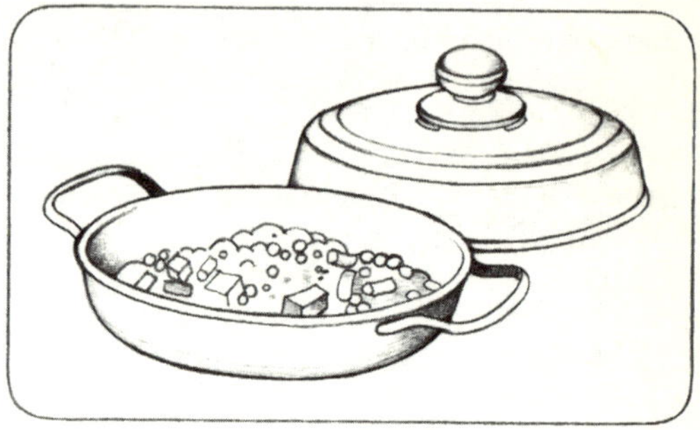

Eine Hilfe für abwasch-geplagte Hausfrauen ist die Servierpfanne. Modelle mit schwerem Boden und gut schließendem Deckel sollten Sie bevorzugen.

Spar-GarBox: Eine Styroporbox mit passendem Edelstahltopf (von SUS). In dieser modernen »Kochkiste« kann Getreide schonend ausquellen. Schrotgerichte nur aufkochen und in der Box ausquellen lassen. Eingeweichte Körner

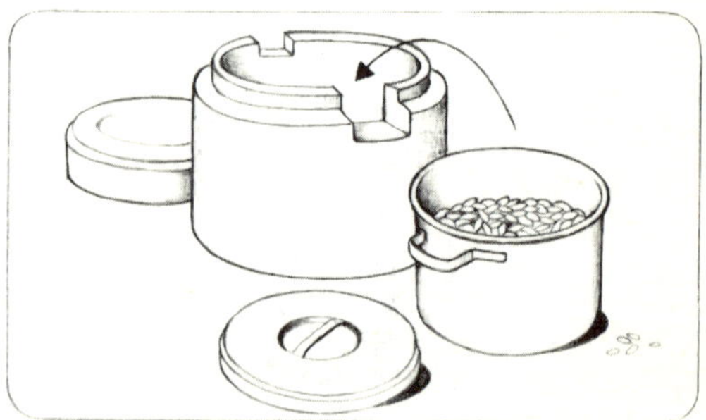

Die Spar-GarBox (im Fachhandel) ist recht praktisch, doch eine einfache Kochkiste oder Decke tun zum Ausquellen von Getreide den gleichen Dienst.

auf dem Herd vorkochen und in der Box fertiggaren. Für Kartoffeln und Gemüse sollten Sie die Box allerdings nicht verwenden, da lange Koch- und Warmhaltezeiten Vitamin C zerstören. Getreide enthält Vitamin C höchstens in Spuren, deshalb ist es gegen längeres Nachquellen kaum empfindlich.

So gelingt der Einstieg

Lassen Sie sich mit der Ernährungsumstellung Zeit, Sie müssen nicht alles Gewohnte auf einmal »umkrempeln«. Gehen Sie behutsam vor, selbst wenn es mehrere Wochen dauern sollte. Und so können Sie Ihre bisherige Kost Schritt für Schritt vollwertiger machen:

- Essen Sie jeden Morgen ein Frischkornmüsli.
- Steigen Sie um auf Vollkornbrot.
- Essen Sie vor jeder Hauptmahlzeit etwas Frisches, zum Beispiel mittags als Vorspeise einen bunt gemischten Frischkostsalat.
- Bringen Sie Gemüse und Getreide oder Kartoffeln als Hauptgericht auf den Tisch, Fleisch nur noch (gelegentlich) als Beilage.
- Ersetzen Sie das weiße Mehl nach und nach durch Vollkornmehl. Verwenden Sie statt poliertem weißem Reis Naturreis. Auch Vollkornnudeln, Grünkern und Hirse schmecken gut und sind rasch zubereitet!
- Schränken Sie Ihren Zuckerkonsum (auch im Gebäck!) immer mehr ein. Verzichten Sie auf Naschereien; wenn nichts davon im Hause ist, kommen Sie nicht in Versuchung! Stillen Sie Ihren Appetit auf Süßes mit frischem Obst.
- Ein Vollwert-Kochkurs erleichtert Ihnen die ersten Schritte zur gesunden Ernährung. Dort treffen Sie Gleichgesinnte, die Sie in Ihrem Entschluß bestärken.
- Wenn Freunde Sie zu einem vollwertigen Essen einladen, sollten Sie die Gelegenheit nützen und probieren, wie gut Vollwertkost schmeckt.
- Planen Sie jede Woche 1–2 Vollwerttage oder ein Vollwert-Wochenende ein. Wenn die ganze Familie mithilft, schmeckt's allen um so besser.
- Lassen Sie sich nicht entmutigen, wenn die Familie oder der Partner nicht gleich mitmacht. Fangen Sie allein an und haben Sie Geduld, Ihr gutes Beispiel wirkt Wunder!
- Je besser Sie über die Zusammenhänge zwischen Ernährung und Gesundheit informiert sind, desto stärker wird Ihre Motivation zur Ernährungsumstellung. Bücher, die Ihnen weiterhelfen, finden Sie auf Seite 56.

Vorschlag für einen Tag mit Vollwertkost

Morgens:
Frischkornmüsli mit Obst der Saison (Rezept Seite 16),
eventuell Vollkornbrot oder -brötchen mit Butter und Käse oder Dörrfrüchte-Brotaufstrich (Rezept Seite 20),
Kräutertee oder Getreidekaffee.

Mittags:
Blumenkohlteller mit Tomaten (Rezept Seite 10),
Grünkern im Gemüsekranz (Rezept Seite 29),
Sanddorn-Bananen-Creme (Rezept Seite 51);
oder
Wirsing mit Fenchel und Tomaten (Rezept Seite 10),
Gurkensuppe mit Dill (Rezept Seite 24),
Hirseauflauf mit Zwetschgen (Rezept Seite 53).

Abends:
Selleriesalat mit Möhren und Zucchini (Rezept Seite 11),
Vollkornbrot mit Butter und pikantem Zwiebel-Nuß-Aufstrich (Rezept Seite 20);
oder
Obstteller mit Äpfeln, Birnen, Weintrauben und Nüssen,
Vollkornbrot mit Butter und Käse.

In der Vollwertküche spielt die Frischkost, also die *unerhitzte, frische* Pflanzennahrung, eine wichtige Rolle, denn nur sie enthält noch alle lebensnotwendigen Wirkstoffe in der ursprünglichen Form. Etwa die Hälfte der täglichen Nahrungsmenge soll als Frischkost auf dem Speiseplan stehen. Außer Gemüse, Obst und Kräutern zählen dazu auch Getreide, Nüsse und andere Samen, rohe Milch und daraus ohne Erhitzung hergestellte Milchprodukte sowie kalt gepreßte Pflanzenöle.

Achten Sie bitte bei der Zusammenstellung von Frischkostsalaten darauf, daß sowohl Blatt- als auch Wurzelgemüse darin enthalten ist. Obst und Gemüse in ein- und demselben Salat werden von manchen Menschen - wahrscheinlich wegen der unterschiedlichen Fruchtsäuren - schlecht vertragen.

Bringen Sie Ihre Salate so frisch wie möglich auf den Tisch: Immer zuerst die Sauce zubereiten - am besten in einem verschlossenen Schraubglas »mixen« - und im Kühlschrank aufbewahren. Kurz vor dem Essen Gemüse, Salate und Kräuter putzen, waschen, notfalls für kurze Zeit in ein feuchtes Tuch einschlagen und kühl stellen. Die Zutaten erst »in letzter Minute« zerkleinern und die Sauce unterheben.

Blumenkohlteller mit Tomaten

Zutaten für 2 Portionen:
Für die Sauce: 50 g Joghurt · 50 g Sahne · ½ Teel. Senf · 2 Eßl. Zitronensaft · 2 Eßl. Mayonnaise, am besten selbstgerührt · 1 Eßl. Dill und Petersilie, frisch feingehackt · Kräutersalz
Für den Salat: 300 g Blumenkohl · 2 Tomaten · 50 g Feldsalat
Pro Portion etwa 1200 kJ/290 kcal
8 g Eiweiß · 21 g Fett · 14 g Kohlenhydrate · 7 g Ballaststoffe

- Zubereitungszeit: 15 Minuten

So wird's gemacht: Den Joghurt mit der Sahne cremig schlagen. Den Senf, den Zitronensaft, die Mayonnaise und die Kräuter darunterrühren. Mit Kräutersalz abschmecken.
• Den Blumenkohl in dünne Scheibchen hobeln. Die zarten grünen Innenblätter in feine Streifen schneiden. Die Sauce darunterheben. Den Salat in die Mitte von zwei Salattellern häufen.
• Die Tomaten halbieren, dabei die Stielansätze entfernen (sie enthalten das giftige Solanin). Die Tomatenhälften in Scheiben schneiden und kranzförmig um den Blumenkohl legen.
• Den Feldsalat putzen, waschen, trockenschleudern und zwischen den Tomatenscheiben anrichten.

Wirsing mit Fenchel und Tomaten

Zutaten für 2 Portionen:
Für die Vinaigrette: 2 Eßl. Apfelessig · eventuell 1 Eßl. trockener Weißwein · ¼ Teel. Kräutersalz · 3 Eßl. Sonnenblumenöl · 1 Eßl. feine Zwiebelwürfel
Für den Salat: 150 g Wirsing · 150 g Fenchel · 2 Tomaten · 1 Eßl. Petersilie, frisch gehackt
Pro Portion etwa 820 kJ/200 kcal
5 g Eiweiß · 13 g Fett · 14 g Kohlenhydrate · 9 g Ballaststoffe

- Zubereitungszeit: 20 Minuten

So wird's gemacht: Den Essig, den Wein und das Salz verrühren. Das Öl eßlöffelweise unterschlagen. Die Zwiebelwürfel mit dieser Vinaigrette verrühren.
• Den Wirsing in schmale Streifen hobeln und

auf zwei Tellern ausbreiten. Die Fenchelknolle waschen, putzen, dann vierteln und in feine Streifen schneiden. Die Fenchelstreifen so auf dem Wirsing verteilen, daß ein grüner Rand sichtbar bleibt.
• Die Tomaten in kleine Würfel schneiden, dabei den Stielansatz entfernen, und in die Mitte setzen. Den Salat mit der Vinaigrette beträufeln und mit der Petersilie bestreuen.

Mein Tip Kräutersalz ist für den kleineren Haushalt oder die eilige Hausfrau praktisch, denn es salzt und würzt zugleich. Wenn Sie frische Kräuter zur Verfügung haben, sollten Sie natürlich diese bevorzugen und dazu sparsam salzen, am besten mit Meersalz.

Gemischter Blattsalat mit Kräutervinaigrette

Je nach Angebot der Saison können Sie den Salat immer wieder anders mischen. Zu grünen Salaten passen auch Sommergemüse wie Radieschen, Rettich, Fenchel, Zucchini, Tomaten und Keimlinge von Getreide, Mungobohnen und Senf (siehe Seite 15).

Zutaten für 2 Portionen:
Für die Vinaigrette: 2 Eßl. Apfelessig oder Zitronensaft · 1 Eßl. Joghurt oder saure Sahne · 2 Eßl. Sonnenblumenöl · 2 Eßl. Kräuter (Borretsch, Dill, Petersilie, Schnittlauch, Zitronenmelisse, Liebstöckel, Estragon), frisch gehackt
Für den Salat: ½ Kopfsalat oder ½ Eissalat · 100 g Salatgurke · 1 kleine rote Paprikaschote · 50 g kleine Champignons

Pro Portion etwa 510 kJ/120 kcal
4 g Eiweiß · 9 g Fett · 8 g Kohlenhydrate · 10 g Ballaststoffe

• Zubereitungszeit: 10 Minuten

So wird's gemacht: Alle Zutaten für die Vinaigrette verrühren.
• Die Salatblätter ablösen, waschen, trockenschleudern und in Stücke zerteilen. Die Gurke waschen und mit der Schale in Streifen schneiden. Die Paprikaschote halbieren, entkernen, waschen und in schmale Streifen schneiden. Die Pilze putzen, wenn nötig waschen, und in Scheibchen schneiden.
• Alle Salatzutaten locker mischen und die Sauce vorsichtig darunterheben.

Selleriesalat mit Möhren und Zucchini

Zutaten für 2 Portionen:
Für die Sauce: 75 g Sahne · 75 g Joghurt · 1 Teel. mittelscharfer Senf · 2 Eßl. Zitronensaft · Kräutersalz
Für den Salat: 150 g Knollen- oder Staudensellerie · 150 g junge Zucchini · 100 g Möhren · 2 Eßl. Kräuter (Petersilie, Schnittlauch, Zitronenthymian, Zitronenmelisse, Estragon), frisch feingehackt
Zum Bestreuen: 3 Eßl. Kürbiskerne, schalenlos gewachsen
Pro Portion etwa 1400 kJ/330 kcal
12 g Eiweiß · 22 g Fett · 23 g Kohlenhydrate · 8 g Ballaststoffe

• Zubereitungszeit: 20 Minuten

So wird's gemacht: Die Sahne mit dem Joghurt sehr cremig schlagen. Den Senf und den Zitronensaft darunterrühren, mit wenig Kräutersalz abschmecken.

• Die Sellerieknolle unter fließendem Wasser sauber abbürsten, nur wenn nötig schälen. Anschließend in die Sauce raspeln. Zwei zarte Selleriestengel und -blättchen feinschneiden und dazugeben. Oder die Selleriestaude in einzelne Stangen zerlegen, gründlich waschen und in Streifen schneiden. Die Zucchini und die Möhren putzen, waschen, dann in Stifte schneiden oder raspeln.

• Die Kräuter zu den geschnittenen Salatzutaten geben. Alles locker mischen. Die Sauce darunterheben und den Salat mit den Kürbiskernen bestreuen.

Mein Tip Wenn Sie keinen Zitronenthymian zur Hand haben, können Sie ihn durch Thymian und Zitronenmelisse (halb und halb) ersetzen.

Variante: Endiviensalat mit Möhren und Zucchini

Den Sellerie durch feingeschnittenen Endiviensalat ersetzen und zum Schluß statt der Kürbiskerne gehackte Haselnüsse darüber streuen.

Avocadosalat mit Staudensellerie

Zutaten für 2 Portionen:
1 Eßl. dunkle kalifornische Rosinen · 1 Eßl. Sherry, ersatzweise lauwarmes Wasser · 2 Eßl. saure Sahne · 2 Eßl. süße Sahne · 2 Eßl. Sherryessig · 1 Prise Salz · weißer Pfeffer, frisch gemahlen · 200 g Staudensellerie · 1 säuerlicher Apfel · 1 große reife Avocado · 1 Eßl. Petersilie, frisch feingehackt · 30 g Walnußkerne, grobgehackt

Pro Portion etwa 2400 kJ/570 kcal
7 g Eiweiß · 48 g Fett · 26 g Kohlenhydrate · 7 g Ballaststoffe

• Zubereitungszeit: 15 Minuten

So wird's gemacht: Die Rosinen mit dem Sherry übergießen und zugedeckt ziehen lassen.

• Die saure und die süße Sahne mit dem Sherryessig verquirlen. Mit dem Salz und Pfeffer abschmecken.

• Den Sellerie in einzelne Stangen zerlegen, waschen und in schmale Streifen schneiden. Den Apfel vierteln, entkernen und in dünne Scheibchen schnitzeln. Die Avocado mit dem Sparschäler oder einem scharfen Messer dünn schälen, dann längs halbieren und den Kern herausnehmen. Das Avocadofruchtfleisch in Würfel schneiden.

• Die Petersilie, die Walnüsse und die Rosinen zu den Salatzutaten geben. Die Sauce darübergießen und alles vorsichtig mischen.

Frischkostplatte mit Käsedressing

Bild 3. Umschlagseite

Zutaten für 2 Portionen:
Für das Dressing: 100 g weicher Blauschimmelkäse · ⅛ l Buttermilch · 1–2 Eßl. Kräuter (Petersilie, Pimpinelle, Liebstöckel), frisch feingehackt
Für die Frischkost: ¼ Kopf Endiviensalat · 1 reife Birne · ¼ Sellerieknolle · 170 g Kürbis · 2 Teel. Zitronensaft · 2 reife, feste Tomaten · etwas Kresse · 1 Eßl. Walnußkerne, gehackt

Pro Portion etwa 1700 kJ/400 kcal
20 gEiweiß · 23 g Fett · 31 g Kohlenhydrate · 8 g Ballaststoffe

- Zubereitungszeit: 20–25 Minuten

So wird's gemacht: Den Käse mit dem Schneidstab des Handmixers pürieren. Die Buttermilch dazugießen und alles zu einer glatten Sauce schlagen. Die Kräuter darunterziehen.
• Den Endiviensalat waschen, trockenschleudern, in feine Streifen schneiden und auf einer Platte ausbreiten. Die Birne vierteln, entkernen und in schmale Spalten teilen. Den Sellerie unter fließendem Wasser sauber bürsten, nur wenn nötig schälen, und in schmale Stifte schneiden. Den Kürbis schälen und das weiche Innere mit einem Löffel herausnehmen. Das Kürbisfleisch ebenfalls stifteln und mit dem Zitronensaft beträufeln. Die Tomaten waschen, vom Stielansatz befreien und in Scheiben schneiden.
• Alle Salatzutaten auf dem Endiviensalat anordnen. Die Tomaten mit der Kresse und den Kürbis mit den Walnüssen bestreuen. Die Sauce zum Salat servieren.

Mein Tip Sehr gut schmeckt die Frischkostplatte auch mit einer Orangensauce wie beim Rezept Fenchel-Apfel-Salat, Seite 14.

Milder Sauerkrautsalat mit Keimsprossen

Zutaten für 2 Portionen:
300 g Sauerkraut · 100 g rote Rüben/rote Bete · 2 Eßl. Sonnenblumenöl · 1 kleine gelbe Paprikaschote · 2 Eßl. gekeimter Roggen (siehe Seite 15)
Pro Portion etwa 780 kJ/190 kcal
9 g Eiweiß · 10 g Fett · 16 g Kohlenhydrate · 7 g Ballaststoffe

- Zubereitungszeit: 10 Minuten

So wird's gemacht: Das Sauerkraut etwas kleinschneiden. Die roten Rüben putzen, unter fließendem Wasser sauber bürsten, nur harte Stellen schälen.
• Die roten Rüben mittelgrob zum Sauerkraut reiben und das Öl daruntermischen. Den Salat auf zwei Portionsteller verteilen. Die Paprikaschote halbieren, entkernen, waschen und in Streifen schneiden. Den Salat mit den Paprikastreifen umlegen und in die Mitte jeweils 1 Eßlöffel gekeimten Roggen setzen.

Bohnensalat nach griechischer Art

Bild Seite 47

Zutaten für 2 Portionen:
250 g grüne Bohnen · etwa ¼ l Wasser · ¼ Gemüsebrühwürfel · 6 Thymianzweige · 1 rote Zwiebel · 2 Eßl. Basilikum- oder Rotweinessig · 1 Eßl. Apfelessig · ¼ Teel. Kräutersalz · schwarzer Pfeffer, frisch gemahlen · 2 Eßl. Olivenöl · 1 Eßl. Sonnenblumenöl · 100 g Fenchel · 1 gelbe Paprikaschote · 150 g Tomaten · 2 Eßl. Kräuter (Basilikum, Thymian, Petersilie, Fenchelkraut, Estragon), frisch gehackt · 75 g Schafkäse
Pro Portion etwa 1500 kJ/360 kcal
10 g Eiweiß · 25 g Fett · 21 g Kohlenhydrate · 9 g Ballaststoffe

- Vorbereitungszeit: 20 Minuten
- Garzeit: 10–15 Minuten
- Zeit zum Durchziehen: 10 Minuten

So wird's gemacht: Die Bohnen waschen, von den Stengelansätzen befreien und in 5 cm lange Stücke schneiden. Das Wasser mit dem Brühwürfel und den Thymianzweigen aufkochen.

Die Bohnen darin in 10–15 Minuten nicht zu weich kochen.

• Die Zwiebel schälen und feinwürfeln. Die beiden Essigsorten mit dem Kräutersalz und Pfeffer verquirlen. Das Oliven- und das Sonnenblumenöl eßlöffelweise darunterschlagen. Diese Vinaigrette über die Zwiebeln gießen. Die gekochten Bohnen abgießen und mit der Zwiebelsauce mischen.

• Die Fenchelknolle putzen, längs halbieren, dann quer in feine Streifen schneiden; das geht am besten mit dem elektrischen Allesschneider. Die Paprikaschote längs halbieren, entkernen und quer in schmale Streifen schneiden. Die Tomaten in Würfel schneiden, dabei die Stielansätze entfernen. Die Fenchel- und Paprikastreifen sowie die Tomatenwürfel zum Bohnensalat geben.

• Die Kräuter über den Salat streuen. Alles vorsichtig mischen und nochmals abschmecken. Den Schafkäse darüberbröckeln und den Salat 10 Minuten durchziehen lassen.

Fenchel-Apfel-Salat mit Orangensauce

Zutaten für 2 Portionen:
Für die Sauce: 75 g Sahne · 100 g Joghurt · 1 Teel. mittelscharfer Senf · Saft von ½ Orange und ½ Zitrone, frisch gepreßt · Kräutersalz ·
Für den Salat: 250 g Fenchel · 1 großer rotschaliger, säuerlicher Apfel · 6 Walnußkerne
Pro Portion etwa 1375 kJ/330 kcal
8 g Eiweiß · 21 g Fett · 27 g Kohlenhydrate · 2 g Ballaststoffe

• Zubereitungszeit: 15 Minuten

So wird's gemacht: Die Sahne halbsteif schlagen. Den Joghurt, den Senf, den Orangen- und Zitronensaft darunterrühren und die Sauce mit wenig Kräutersalz abschmecken.

• Die Fenchelknolle waschen und putzen. Das Fenchelgrün abschneiden und beiseite legen. Die Fenchelknolle der Länge nach teilen, dann quer in sehr dünne Scheiben schneiden (am besten mit dem elektrischen Allesschneider oder einem scharfen Messer). Den Apfel vierteln, entkernen und in dünne Scheibchen schnitzeln.

• Die Sauce unter die Salatzutaten heben. Die Walnüsse vierteln und darüberstreuen. Mit dem abgezupften Fenchelgrün garnieren.

Variante: Fenchel-Apfel-Salat mit Avocadocreme
Für 3 Portionen: 1 Avocado schälen, entkernen und mit 3 Eßlöffeln Zitronensaft pürieren. 1 Eßlöffel Balsamessig, ¼ Teelöffel Salz, 3 Eßlöffel Joghurt, 100 g saure Sahne, 1 Teelöffel abgeriebene Zitronenschale (Schale unbehandelt) und 1 Teelöffel gehackten Kerbel darunterrühren. 250 g Fenchel und 150 g säuerliche Äpfel wie oben vorbereiten. Mit der Avocadocreme mischen. 1 kleine Möhre putzen, in feine Stifte schneiden und über den Salat streuen.

Mein Tip Zerkleinerte Salatzutaten bitte immer sofort mit der Salatsauce oder aber mit etwas Obstessig oder Zitronensaft sowie Kaltpreßöl mischen und abdecken, um licht- und luftempfindliche Vitamine, soweit es geht, vor der Zerstörung zu schützen.

Frühstück und Abendessen

Ein Müsli aus gekeimtem oder geschrotetem (grobgemahlenem) Getreide ist der beste Start am Morgen, denn es bietet alle Vorzüge des unerhitzten Korns. Selbst das beste Vollkornbrot kann ein Frischkornmüsli nicht ersetzen! Mischen Sie Ihr Müsli so abwechslungsreich wie möglich. Sie können alle Getreidearten verwenden, dazu frisches Obst, Milch oder Sauermilchprodukte, Nüsse und Samen aller Art.

Für Magenempfindliche sind Milch oder Milchprodukte, mit Obst im Müsli kombiniert, nicht immer verträglich. Probieren Sie bitte aus, was Ihnen bekommt. Hafer- und andere käufliche Getreideflocken sollten Sie nur ausnahmsweise fürs Müsli nehmen, denn sie sind hitzebehandelt und daher nicht mehr vollwertig.

Essen Sie möglichst auch abends Frischkost: voraus vielleicht einen bunten Salat (siehe Seite 10–14) oder Obst. Oder wie wär's mit einem Vitaminbrot? Ein Butterbrot, dünn mit Hefeextrakt bestrichen und dick mit gehackten frischen Kräutern bestreut oder mit rohem Gemüse abwechslungsreich belegt; außer Radieschen, Tomaten und Paprikastreifen schmecken auch geraspelte Möhren mit Champignonscheiben, Apfel- oder Fenchelscheiben mit gehackten Nüssen und Käse. Auch Aufstriche mit Quark oder Nüssen passen gut zu Vollkornbrot und ergeben ideale Eiweißkombinationen.

Zu einem vollwertigen Frühstück oder Abendessen paßt übrigens ein duftender Tee aus Kräutern oder Früchten besser als irgendein anderes Getränk.

Körner keimen leicht gemacht

Angekeimte Getreidekörner und andere Samen können besonders in den Wintermonaten und im Frühjahr, wenn das Angebot an Salat und Gemüse nicht so reichlich ist, zur Deckung des Vitaminbedarfs beitragen. Durch den Keimprozeß steigt der Gehalt an Pflanzeneiweiß und Vitaminen (vor allem Vitamine der B-Gruppe, Vitamin C und Carotin) zum Teil erheblich an. Zum Keimen brauchen die Samen Wasser, Wärme, Licht und Luft. Ein Keimgerät ist nicht unbedingt notwendig.

<u>So geht's am einfachsten:</u> Die Samen in ein Sieb aus rostfreiem Material schütten und unter fließendem kaltem Wasser abspülen. Das Sieb in eine Schüssel hängen. So viel frisches Wasser zugießen, daß die Samen gut bedeckt sind. Die Samen 10–12 Stunden bei Zimmertemperatur quellen lassen. Das Wasser abgießen. Mit frischem Wasser durchspülen und den Spülvorgang 2–3 mal täglich wiederholen, bis die Keimspitzen 1–2 mm lang sind. Die Keimdauer beträgt 2–6 Tage. Gekeimte Samen halten sich im Kühlschrank zugedeckt 1–2 Tage frisch. Vor der Verwendung nochmals durchspülen.

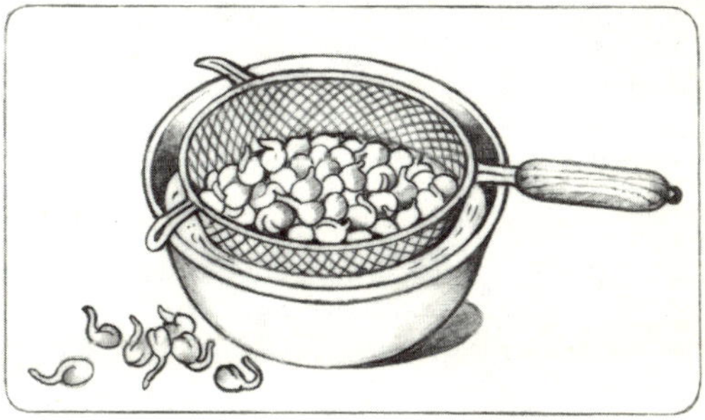

Am einfachsten wird im Sieb, wie oben beschrieben, angekeimt. Es gibt auch andere Methoden (auf Zellstoff im Teller, im Weckglas oder Keimgerät).

<u>Wichtig:</u> Die Körner sollen hell (aber nicht in der Sonne!) stehen, damit das in den Samen enthaltene Nitrat abgebaut werden kann. Das Sieb während des Keimens so mit einem Glasteller abdecken, daß noch eine Luftzirkulation gewährleistet ist, aber die Samen nicht austrocknen.

Frischkornmüsli

Grundrezept

Während der kalten Jahreszeit ist das Müsli bekömmlicher, wenn es leicht temperiert gegessen wird. Stellen Sie deshalb die Schüssel während der Zubereitung in ein warmes Wasserbad und wärmen Sie eventuell die Milch leicht an. Die Äpfel schmecken übrigens noch frischer und knackiger, wenn man sie nicht maschinell zerkleinert, sondern mit einem scharfen Küchenmesser in Scheibchen schnitzelt.

Zutaten für 2 Portionen:
4-6 Eßl. Weizen oder anderes Getreide, frisch grobgeschrotet · 6-8 Eßl. kaltes Wasser · 2-3 Eßl. Sahne · 4-6 Eßl. Milch oder Sauermilchprodukte (Dickmilch, Joghurt, Kefir) · 1-2 reife Äpfel · 1-2 Eßl. Nüsse oder Mandeln · 1 Banane · 1 reife Birne oder anderes Obst
Pro Portion etwa 1600 kJ/380 kcal
7 g Eiweiß · 10 g Fett · 66 g Kohlenhydrate · 9 g Ballaststoffe

- Quellzeit: 4-12 Stunden
- Zubereitungszeit: 10 Minuten

So wird's gemacht: Das Getreide abends grobschroten und mit dem Wasser zu einem dicken Brei verrühren. Zugedeckt bei 10-20° quellen lassen.
• Am nächsten Tag die Sahne und die Milch (oder das Sauermilchprodukt Ihrer Wahl) unter das Getreide rühren.
• Die Äpfel entkernen und mit der Schale raspeln. Die Nüsse mittelgrob reiben. Oder beides zusammen im Elektrohacker grobhacken. Sofort unter das Müsli mischen.
• Die Banane und die Birne in Scheibchen schneiden und ebenfalls unter das Müsli mischen. Sofort servieren.

Hafermüsli mit Obst

Hafer ist sehr fetthaltig, oxydiert zerkleinert rasch und schmeckt dann bitter. Er wird deshalb nicht abends geschrotet, sondern erst kurz vor der Zubereitung des Müslis.

Zutaten für 2 Portionen:
4-6 Eßl. Nackthafer, frisch mittelfein geschrotet · 6-8 Eßl. kaltes Wasser · 6-8 Eßl. Milch · 250 g Beeren oder anderes Obst · 1 Banane · 1 Apfel · 1 Eßl. Mandeln, gehackt · 2-3 Eßl. Sahne
Pro Portion etwa 1400 kJ/330 kcal
11 g Eiweiß · 13 g Fett · 40 g Kohlenhydrate · 9 g Ballaststoffe

- Zubereitungszeit: etwa 15 Minuten

So wird's gemacht: Den Haferschrot mit dem Wasser und der Milch verrühren. Die Beeren vorbereiten, wenn nötig zerkleinern. Die Banane in Würfel schneiden. Den Apfel grobraspeln.
• Die Früchte – einige Stücke zurückbehalten – mit den Mandeln unter das Müsli mischen.
• Die Sahne steif schlagen. Das Müsli auf zwei Schalen verteilen, mit der Sahne sowie einigen schönen Früchten garnieren. Sofort servieren.

Variante: Dreikornmüsli
Je 3 Eßlöffel Dinkel und Nacktgerste abends schroten und mit Wasser ausquellen lassen. Morgens 2 Eßlöffel geschroteten Nackthafer untermischen und wie oben weiter verfahren.

Obst bietet uns den vollen Wert und Geschmack, wenn wir es zur Saison essen. Der herbstliche Obstsalat läßt sich zu allen Jahreszeiten mit beliebigen Früchten abwandeln. Rezept Seite 52. ▷

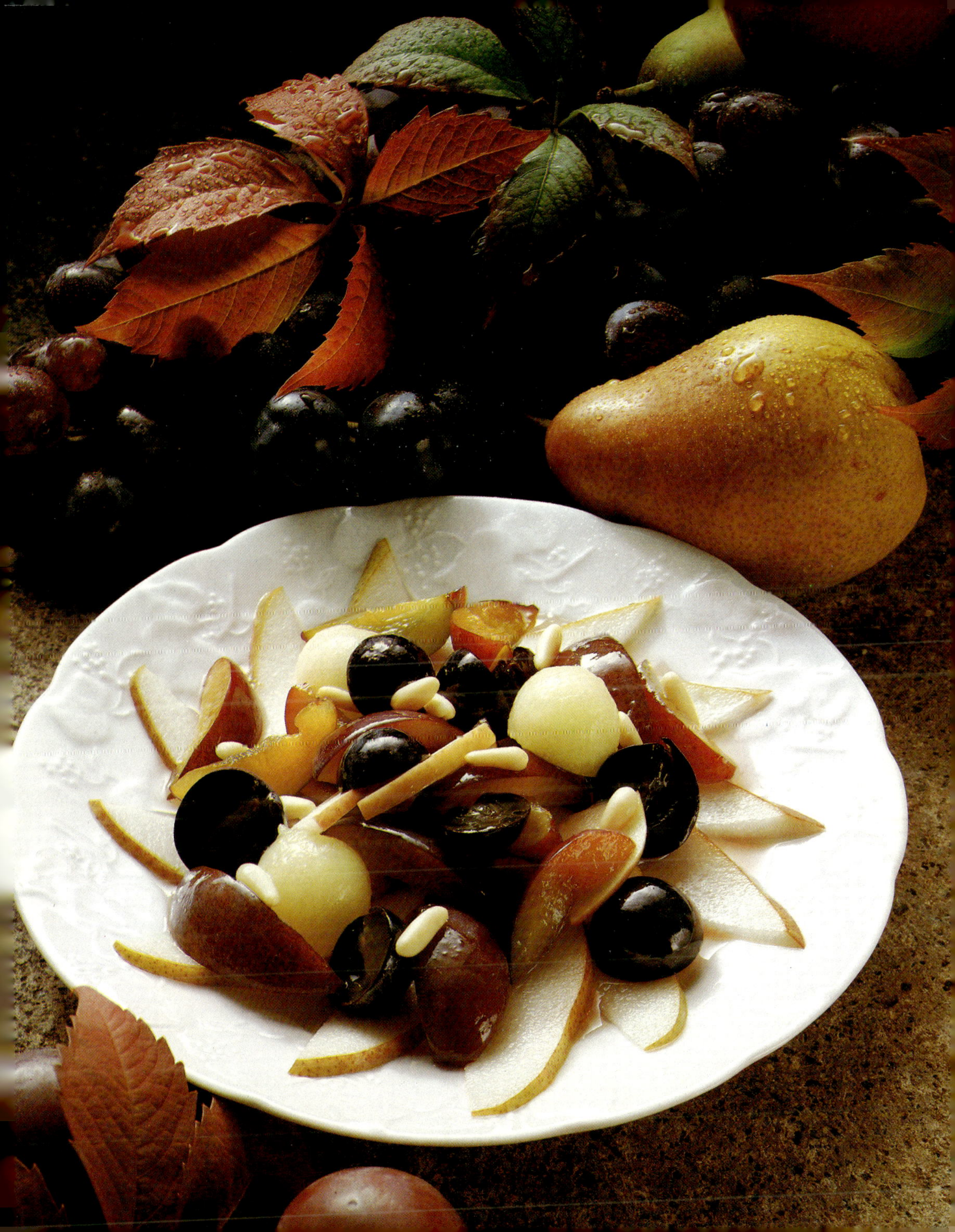

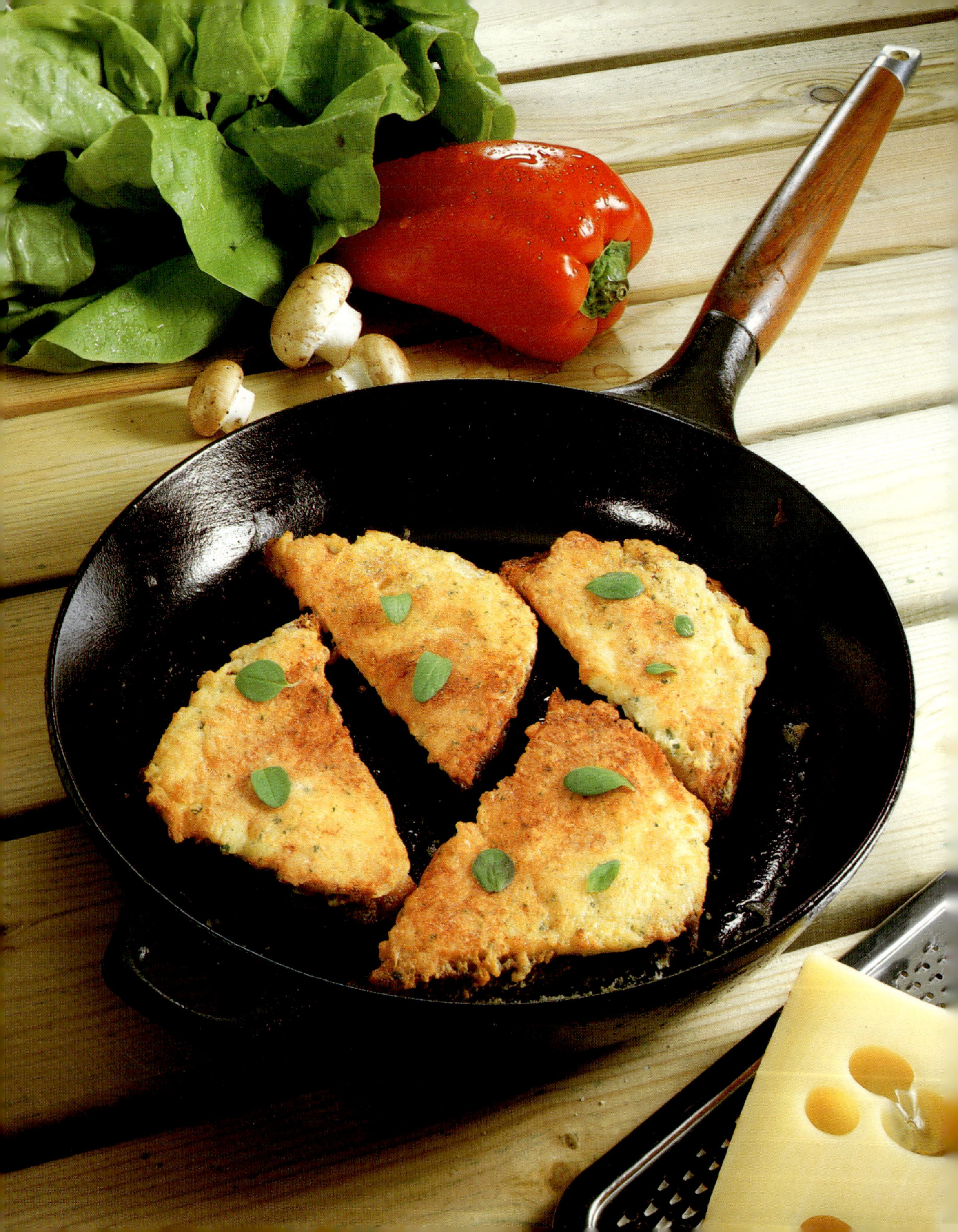

Herzhaftes Keimsprossenmüsli

Zutaten für 2 Portionen:
4–6 Eßl. Nacktgerste oder Roggen · 2 Eßl. Sonnenblumenkerne · 1 Apfel · 100 g Möhren · 100 g Knollensellerie · 1 Eßl. Zitronenmelisse, frisch gehackt · 1 Becher Sahnejoghurt (175 g) · 1 Eßl. Zitronensaft
Pro Portion etwa 1400 kJ/330 kcal
11 g Eiweiß · 12 g Fett · 43 g Kohlenhydrate · 8 g Ballaststoffe

- Keimdauer: etwa 2 Tage
- Zubereitungszeit: 15 Minuten

So wird's gemacht: Das Getreide 2 Tage vorher zum Keimen ansetzen (siehe Seite 15).
• Die Sonnenblumenkerne in einer Pfanne ohne Fett goldgelb rösten. Den Apfel vierteln, entkernen und grobraspeln. Die Möhre und die Sellerieknolle unter fließendem Wasser sauber abbürsten und feinraspeln. Alles mischen.
• Die Zitronenmelisse und den Sahnejoghurt darunterrühren. Mit Zitronensaft abschmecken. Die Sonnenblumenkerne über das Müsli streuen.

◁ Allgäuer Käsekissen können Sie als leichtes Abendessen, aber auch als Imbiß zu Wein oder Bier anbieten. Sie eignen sich sogar, in Würfel geschnitten, als Einlage für eine klare Gemüsebrühe. Rezept Seite 21.

Frischkornmüsli mit gekeimtem Getreide

Gekeimtes Getreide hat einen nußartigen, leicht süßlichen Geschmack. Wir mögen eine Mischung aus Dinkel oder Weizen, Nackthafer und Nacktgerste am liebsten.

Zutaten für 2 Portionen:
1½–2 Eßl. Dinkel oder Weizen · 1½–2 Eßl. Nackthafer · 1½–2 Eßl. Nacktgerste · 1–2 Eßl. Mandeln · 6–8 Eßl. Milch · 1 Apfel · 1 Banane · 1 Orange · 1 Kiwi · 2–3 Eßl. Sahne
Pro Portion etwa 1700 kJ/400 kcal
9 g Eiweiß · 11 g Fett · 69 g Kohlenhydrate · 11 g Ballaststoffe

- Keimdauer: etwa 2 Tage
- Zubereitungszeit: 15–20 Minuten

So wird's gemacht: Das Getreide 2 Tage vorher zum Keimen ansetzen (siehe Seite 15). Die ganzen Mandeln über Nacht mit Wasser bedeckt quellen lassen.
• Morgens das gekeimte Getreide mit den Mandeln im Elektrohacker zerkleinern und die Milch darunterrühren. Den Apfel raspeln. Die Banane und die Orange schälen und in Stücke schneiden. Das Obst mit dem Getreide mischen.
• Die Kiwi schälen und quer in Scheiben schneiden. Die Sahne steif schlagen. Das Müsli in zwei Schalen füllen und jede Portion mit Kiwischeiben und einer Sahnerosette verzieren.

Mein Tip Nüsse und Mandeln schmecken viel frischer, wenn man sie über Nacht, mit Wasser bedeckt, quellen läßt.

Dörrfrüchte-Brotaufstrich

Zutaten für 400–500 g:
250 g gemischte Trockenfrüchte, ungeschwefelt (Birnen, entsteinte Zwetschgen oder Aprikosen, Äpfel) · ¼ l Apfelsaft · abgeriebene Schale von ½ Zitrone (unbehandelt) · nach Belieben Zimt oder Zitronensaft oder Birnendicksaft
Insgesamt etwa 3700 kJ/880 kcal
8 g Eiweiß · 3 g Fett · 210 g Kohlenhydrate · 12 g Ballaststoffe

- Quellzeit: etwa 3 Stunden
- Zubereitungszeit: 15 Minuten

So wird's gemacht: Die Trockenfrüchte wenn nötig unter fließendem Wasser waschen, dann kleinschneiden und, mit dem Apfelsaft bedeckt, etwa 3 Stunden quellen lassen.
• Das Obst auf einem Sieb abtropfen lassen, dann im Elektrohacker fein pürieren. Die Zitronenschale und so viel Einweichflüssigkeit darunterrühren, daß eine glatte, streichfähige Masse entsteht. Eventuell mit Zimt, Zitronensaft oder Birnendicksaft abschmecken.
• Haltbarkeit im Kühlschrank etwa 14 Tage.

Delikate Hefeflockencreme

Zutaten für etwa 150 g:
50 g Butter · 100 g Magerquark · 2 Teel. Hefeflocken · knapp ½ Teel. Kräutersalz · ¾ Teel. Schabzigerklee
Insgesamt etwa 2000 kJ/480 kcal
17 g Eiweiß · 42 g Fett · 7 g Kohlenhydrate · 1 g Ballaststoffe

- Zubereitungszeit: 5 Minuten

So wird's gemacht: Die Butter im Wasserbad fast schmelzen lassen. Den Quark und die Hefeflocken mit dem Elektroquirl darunterschlagen. Alles mit den Gewürzen kräftig abschmecken.
• Frisch gerührt schmeckt die luftige Creme besonders gut. Im Kühlschrank wird sie fester. Sie hält sich dort 3–4 Tage.

Schmeckt gut zu: Vollkornbrot, pikanten Waffeln, Kräckern oder Kartoffeln.

Sehr pikanter Zwiebel-Nuß-Aufstrich

Zutaten für etwa 300 g:
120 g Zwiebeln · 2 Knoblauchzehen · 100 g Butter · 80 g Haselnußkerne · 1½ Teel. getrockneter Majoran, gerebelt · 1 Teel. getrockneter Thymian, gerebelt · 1 kleines Stück Lorbeerblatt · 6 Eßl. Hefeflocken · 1 Teel. Delikata · 2 Teel. Vitam-Steinpilzbrühe · 6 Eßl. Wasser · weißer Pfeffer, frisch gemahlen · Salz
Insgesamt etwa 6400 kJ/1500 kcal
37 g Eiweiß · 130 g Fett · 45 g Kohlenhydrate · 18 g Ballaststoffe

- Zubereitungszeit: 20–25 Minuten
- Zeit zum Durchziehen: 1–2 Stunden

So wird's gemacht: Die Zwiebeln und die Knoblauchzehen sehr fein würfeln, dann in 40 g Butter goldgelb braten.
• Inzwischen die Nüsse mit dem Majoran, dem Thymian und dem zerbröckelten Lorbeerblatt im Elektrohacker feinhacken. Die Nußmischung, die Hefeflocken sowie das Delikata unter die Zwiebeln rühren und 1–2 Minuten unter Umwenden mitbraten.
• Den Topf von der Kochstelle nehmen. Die Steinpilzbrühe, das Wasser und die restlichen

60 g Butter unter die warme Masse rühren. Den Brotaufstrich mit Pfeffer und wenig Salz abschmecken. 1-2 Stunden zugedeckt im Kühlschrank durchziehen lassen.
• Haltbarkeit im Kühlschrank etwa 8 Tage.

Schmeckt gut zu: Vollkornbrot oder Knäckebrot und warm zu Schalen- oder Pellkartoffeln.

Bunter Zwiebeltoast

Die herzhafte Zwiebelmasse paßt auch gut zu Getreidegerichten, Pellkartoffeln und als Belag auf einen pikanten Kuchen (siehe Seite 34).

Zutaten für 2 Portionen:
4 Scheiben Vollkorntoast oder Vollkorn-Kastenbrot · 40 g Butter · 150 g Zwiebeln · 100 g Havartikäse · je ¼ Teel. gemahlener Koriander, Schabzigerklee, Picata und Kräutersalz · je ¼ rote, grüne und gelbe Paprikaschote
Pro Portion etwa 2300 kJ/550 kcal
21 g Eiweiß · 32 g Fett · 41 g Kohlenhydrate · 6 g Ballaststoffe

- Vorbereitungszeit: 10 Minuten
- Garzeit: 10 Minuten

So wird's gemacht: Die Brotscheiben in einer Pfanne in der Hälfte der Butter von beiden Seiten leicht braten, dann herausnehmen.
• Die Zwiebeln schälen, halbieren, in feine Streifen schneiden und in der restlichen Butter goldgelb braten. Die Pfanne von der Kochstelle nehmen. Den Käse in kleine Würfel schneiden, unter die Zwiebeln mischen und mit den Gewürzen kräftig abschmecken. Die Zwiebelmasse gleichmäßig auf die Brotscheiben verteilen. Die Paprikaschotenstücke in schmale Streifen schneiden und die Brote damit gitterartig belegen.
• Die Brote unter dem Grill kurz überbacken oder in der geschlossenen Pfanne einige Minuten bei schwacher Hitze ziehen lassen, bis der Käse geschmolzen ist.

Allgäuer Käsekissen

Bild Seite 18

Zutaten für 4 Schnitten:
¼-½ Knoblauchzehe · 70 g Allgäuer Emmentaler Käse, frisch gerieben · 1 Eßl. Petersilie, frisch feingehackt · 1 Ei · je ¼ Teel. Kräutersalz und Schabzigerklee · ¼ Teel. Muskatnuß, frisch gerieben · ¼ Teel. weißer Pfeffer, frisch gemahlen · 4 Scheiben Vollkorn-Kastenbrot · 25 g Butter
Zum Bestreuen: eventuell Basilikumblättchen
Pro Schnitte etwa 940 kJ/220 kcal
10 g Eiweiß · 13 g Fett · 17 g Kohlenhydrate · 2 g Ballaststoffe

- Zubereitungszeit: 20 Minuten

So wird's gemacht: Das Knoblauchstück feinhacken. Den Käse, den Knoblauch und die Petersilie mit dem Ei verrühren. Die Käsemischung mit den Gewürzen kräftig abschmecken und die Brotscheiben damit bestreichen.
• Die Butter in einer Pfanne zerlassen. Die Brote mit der bestrichenen Seite nach unten hineinlegen. Die Schnitten in der geschlossenen Pfanne bei schwacher Hitze braten, bis sich der Käse wie ein Kissen aufgebläht hat und goldgelb ist. Nach Belieben mit Basilikum bestreuen und frisch aus der Pfanne servieren.

Das paßt dazu: eine große Schüssel Frischkostsalat.

In der Vollwertküche kochen wir Suppen und Saucen, aber auch Gemüse und Getreidegerichte, am liebsten mit einer aromatischen, mineralstoffreichen Gemüsebrühe. Dazu können Sie alle einwandfreien Abfälle und rohen Reste von Gemüse aus biologischem Anbau verwenden. Sie werden kleingeschnitten und, mit Wasser bedeckt, mit 1–2 Liebstöckelblättern und Petersilie 20 Minuten gekocht und abgesiebt. Eine besonders zarte Brühe ergeben Spargelschalen oder Erbsenschoten.

Mit Gemüsebrühwürfeln (Reformhaus, Naturkostladen) gewürzt und mit einem Stückchen Butter verfeinert, schmeckt die Brühe besonders kräftig. Als Einlage in eine klare Suppe passen gekochte Getreidekörner, Reste von Getreidebratlingen und -aufläufen, Pfannkuchenstreifen sowie Vollkornnudeln und fast jedes Gemüse.

Zwiebelsuppe mit Dinkel

Zutaten für 2 Portionen:
250 g Zwiebeln · 20 g Butter · 600 ccm Wasser · 1 Gemüsebrühwürfel · 80 g Dinkel · 120 g dänischer Edelpilzkäse · 2 Eßl. Crème fraîche · schwarzer Pfeffer, frisch gemahlen · 2 Eßl. Schnittlauch, frisch feingeschnitten
Pro Portion etwa 2200 kJ/520 kcal
21 g Eiweiß · 31 g Fett · 35 g Kohlenhydrate · 5 g Ballaststoffe

- Vorbereitungszeit: 10 Minuten
- Garzeit: 20 Minuten

So wird's gemacht: Die Zwiebeln schälen, halbieren, in feine Streifen schneiden und in der Butter unter Umwenden hellgelb braten. Das Wasser, den Brühwürfel und die Dinkelkörner dazugeben. Die Suppe bei schwacher Hitze 10 Minuten kochen und weitere 10 Minuten auf der ausgeschalteten Kochstelle nachquellen lassen.

• Den zerkleinerten Käse dazugeben und umrühren, bis er sich aufgelöst hat. Die Crème fraîche hineinrühren. Die Suppe mit Pfeffer abschmecken und mit dem Schnittlauch bestreuen.

Gerstenschrotsuppe mit Gemüse

Diese kräftige Suppe schmeckt auch gut mit Grünkern, Reis, Weizen, grobem Maisgrieß, Hirse oder Buchweizen. Die Gemüseeinlage richtet sich nach der Saison.

Zutaten für 2 Portionen:
50 g Nacktgerste, sehr grob geschrotet · 1½ Gemüsebrühwürfel · 650 ccm heiße Gemüsebrühe oder heißes Wasser · 200 g bunt gemischtes Gemüse (Lauch/Porree, Möhren, Stauden- oder Knollensellerie, dazu Rosenkohl oder Wirsing oder Blumenkohl) · 3 Eßl. süße Sahne · 3 Eßl. saure Sahne · 2 Teel. Zitronensaft · reichlich Kräuter (viel Majoran sowie Petersilie, Schnittlauch, Liebstöckel), frisch feingehackt · ¼–½ Teel. Delikata
Pro Portion etwa 870 kJ/210 kcal
7 g Eiweiß · 9 g Fett · 28 g Kohlenhydrate · 9 g Ballaststoffe

- Vorbereitungszeit: 15–20 Minuten
- Garzeit: 5 Minuten

So wird's gemacht: Den Gerstenschrot mit den Brühwürfeln in der heißen Gemüsebrühe oder dem heißen Wasser quellen lassen, bis das Gemüse vorbereitet ist.

• Das Gemüse putzen, waschen und kleinschneiden oder im Elektrohacker zerkleinern.

Die Gerste aufkochen, dann das Gemüse dazugeben. Alles etwa 5 Minuten bei schwacher Hitze kochen, bis das Gemüse gar ist.
• Die süße und die saure Sahne, den Zitronensaft und die Kräuter in die Suppe rühren und mit dem Delikata abschmecken.

Varianten: Die Sahne und den Zitronensaft weglassen, dafür 20 g Butter in die Suppe rühren. Noch vollwertiger wird die Suppe, wenn Sie das Gemüse im Elektrohacker fein zerkleinern und roh in die fertige Suppe geben.

Lauch-Kartoffel-Suppe mit Champignons

Zutaten für 2 Portionen:
60 g Lauch/Porree · 100 g Kartoffeln · 300 ccm Gemüsebrühe oder Wasser · ½ Gemüsebrühwürfel · 1 Teel. Thymian, frisch feingehackt oder ½ Teel. getrockneter Thymian, gerebelt · 1–2 Liebstöckelblätter, frisch feingehackt · 60 g Champignons · ½ Teel. Vitam-Steinpilzbrühe · 20 g Butter · 2 Eßl. Petersilie, frisch gehackt · schwarzer Pfeffer, frisch gemahlen · 2 Eßl. Crème fraîche
Pro Portion etwa 685 kJ/160 kcal
4 g Eiweiß · 11 g Fett · 12 g Kohlenhydrate · 5 g Ballaststoffe

- Vorbereitungszeit: 20–25 Minuten
- Garzeit: etwa 10 Minuten

So wird's gemacht: Die Lauchstange putzen, der Länge nach einschneiden, gründlich waschen und in schmale Streifen schneiden, auch die zarten grünen Teile. Die Kartoffeln unter fließendem Wasser sauber bürsten.
• Die Gemüsebrühe oder das Wasser mit dem Brühwürfel aufkochen, die Lauchstreifen, den Thymian und den Liebstöckel dazugeben. Die Kartoffeln mit der Schale in die kochende Brühe raspeln. Alles 8 Minuten kochen, bis die Kartoffeln weich, aber noch bißfest sind.
• Die Champignons putzen, waschen und in Scheiben schneiden. Die Pilze in der Suppe 2–3 Minuten ziehen lassen.
• Den Topf von der Kochstelle nehmen. Die Steinpilzbrühe, die Butter und die Petersilie hineinrühren und mit Pfeffer abschmecken. Die Suppe auf zwei Teller verteilen und in die Mitte jeweils 1 Eßlöffel Crème fraîche geben.

Variante: Lauch-Kartoffel-Suppe mit Edelpilzkäse
60 g Lauchstreifen und 100 g geraspelte Kartoffeln in 300 ccm Gemüsebrühe mit 1 Gemüsebrühwürfel in etwa 8 Minuten bißfest kochen. Den Topf vom Herd nehmen und 80 g milden Edelpilzkäse, zerbröckelt, in die Suppe rühren. 2 Eßlöffel saure Sahne, 4 Eßlöffel trockenen Weißwein, 2 Teelöffel Butter und 2 Eßlöffel feingehackte Petersilie darunterrühren. Die Suppe mit weißem Pfeffer und Muskatnuß abschmecken.

Feine Kerbelrahmsuppe

Gedarrter Hafer schmeckt nussiger und kerniger. Sie können ihn auf Vorrat darren.

Zutaten für 2 Portionen:
40 g Nackthafer · 450 ccm Wasser · 1 Gemüsebrühwürfel · 2 Scheiben Vollkornbrot · 1 Teel. Butter · 50 g Kerbel · 40 g süße Sahne · 80 g saure Sahne · 1 Eßl. Zitronensaft · eventuell 1 Eßl. trockener Weißwein · weißer Pfeffer, frisch gemahlen · Kräutersalz
Pro Portion etwa 1300 kJ/310 kcal
9 g Eiweiß · 14 g Fett · 34 g Kohlenhydrate · 5 g Ballaststoffe

- Zeit zum Darren: 1 Stunde
- Vorbereitungszeit: 10 Minuten
- Garzeit: 10 Minuten

So wird's gemacht: Den Hafer auf einem Backblech ausbreiten und bei 80° etwa 1 Stunde darren, bis er würzig duftet. Oder den Hafer in einer Pfanne unter Umwenden 20–30 Minuten bei mäßiger Hitze darren. Die Körner kalt werden lassen, dann feinmahlen.
• Das Hafermehl in das Wasser rühren, den Brühwürfel dazugeben. Unter Umrühren aufkochen und auf der ausgeschalteten Kochstelle etwa 10 Minuten ausquellen lassen.
• Inzwischen das Brot kleinwürfeln und in der Butter knusprig rösten. Die Kerbelblättchen von den dicken Stielen abzupfen, wenn nötig waschen, trockenschwenken und feinschneiden.
• Die süße und die saure Sahne sowie den Kerbel in die Suppe rühren, mit dem Zitronensaft, dem Wein, Pfeffer und eventuell wenig Kräutersalz würzen. Die Brotwürfel dazu servieren.

Variante: Diese sahnige Suppe schmeckt auch köstlich mit jungen Wildkräutern wie Brennesselspitzen, Sauerampfer, Löwenzahn, Giersch (Geißfuß), Schafgarbe, eventuell mit Küchenkräutern und einer Handvoll Spinat- oder Kopfsalatblättern gemischt.

Gurkensuppe mit Dill

Bild Seite 27

Zutaten für 2 Portionen:
5 Schalotten · 1 Eßl. Sonnenblumenöl · 150 ccm Gemüsebrühe oder Wasser · 100 g Kartoffeln · 1 Gemüsebrühwürfel · 4 Rosmarinnadeln, feingehackt · 400 g Salatgurke · 80 g Crème fraîche · 2 Eßl. Dill, frisch feingehackt · 1 Teel. Zitronensaft · Salz · weißer Pfeffer, frisch gemahlen

Pro Portion etwa 690 kJ/160 kcal
5 g Eiweiß · 9 g Fett · 18 g Kohlenhydrate · 10 g Ballaststoffe

- Vorbereitungszeit: 10 Minuten
- Garzeit: 15 Minuten

So wird's gemacht: Die Schalotten schälen, feinhacken und in dem Öl und 1 Eßlöffel Gemüsebrühe oder Wasser glasig braten. Die Kartoffeln waschen, dünn schälen und in kleine Würfel schneiden. Die Kartoffelwürfel zu den Schalotten geben, unter Umwenden kurz anbraten. Die Brühe oder das Wasser, den Brühwürfel und die Rosmarinnadeln dazugeben. Alles zugedeckt etwa 5 Minuten kochen.
• Inzwischen die Gurke waschen, schälen und ein etwa 10 cm langes Stück abschneiden. Die übrige Gurke längs halbieren, die Kerne herauskratzen. Das Gurkenfleisch in 1–2 cm große Würfel schneiden und mit den Kartoffeln etwa 10 Minuten bei schwacher Hitze garen.

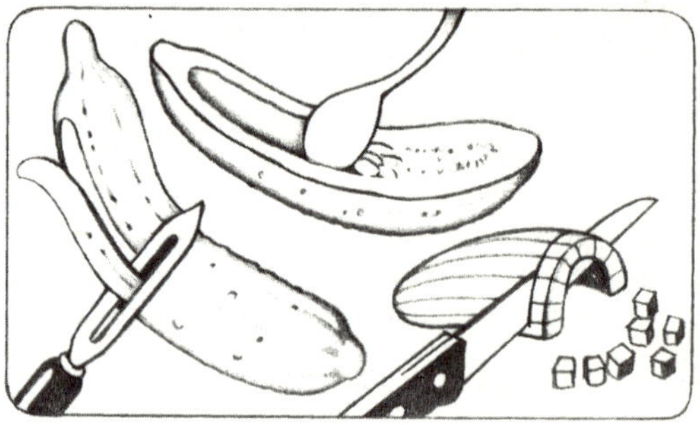

Zum Gurkenschälen ist der Kartoffelschäler gut geeignet. Für das Aushöhlen brauchen Sie einen Löffel mit scharfem Rand.

• Die Gurken- und Kartoffelwürfel mit dem Schneidstab im Topf pürieren. Die Crème fraîche und den Dill in die Suppe rühren. Mit dem Zitronensaft, Salz und Pfeffer abschmekken. Die zurückbehaltene Gurke würfeln und die Suppe damit bestreuen.

Schneller Linseneintopf mit Sahne

Linsen sind schnell gar, wenn man sie über Nacht quellen läßt. Ohne vorheriges Einweichen verlängert sich die Garzeit auf etwa 30 Minuten.

Zutaten für 2 Portionen:
150 g Linsen · 35 g Maisgrieß, grob (Kukuruz) · 700 ccm Gemüsebrühe oder Wasser · ½ Lorbeerblatt · 100 g Lauch/Porree · 2 Gemüsebrühwürfel · 150 g Tomaten · 1 Teel. getrockneter Majoran, gerebelt · 1 Teel. frische Thymianblättchen · 1 Eßl. Butter · 6 Eßl. Sahne · eventuell 1 Eßl. trockener Weißwein · 1 kleine Knoblauchzehe · 1–2 Teel. Zitronensaft · 2 Eßl. Petersilie, frisch gehackt
Pro Portion etwa 2000 kJ/480 kcal
22 g Eiweiß · 15 g Fett · 64 g Kohlenhydrate · 19 g Ballaststoffe

- Quellzeit: über Nacht
- Vorbereitungszeit: 15 Minuten
- Garzeit: 10 Minuten

So wird's gemacht: Die Linsen und den Maisgrieß in der Gemüsebrühe oder dem Wasser mit dem Lorbeerblatt über Nacht quellen lassen.
• Den Lauch putzen, gründlich waschen und mit dem zarten Grün in schmale Streifen schneiden. Die Linsen aufkochen. Die Lauchstreifen und die Brühwürfel dazugeben. 10 Minuten bei schwacher Hitze kochen lassen.
• Die Tomaten kleinschneiden, vom Stielansatz befreien und mit dem Schneidstab des Handmixers pürieren, dann mit dem Majoran und dem Thymian unter die Linsen rühren.
• Den Topf von der Kochstelle nehmen. Das Lorbeerblatt entfernen. Die Butter, die Sahne und den Wein unterziehen. Die Knoblauchzehe schälen. Den Eintopf mit dem Zitronensaft und dem durchgepreßten Knoblauch abschmecken und mit der Petersilie bestreuen.

Gemüsehirse

Zutaten für 2 Portionen:
350 g gemischtes Gemüse (Möhren, Sellerie, Wirsing, Lauch/Porree) · 150 g Hirse · 2 Gemüsebrühwürfel · ½ l Gemüsebrühe oder Wasser · 2 Liebstöckelblätter, frisch gehackt · 200 g Tomaten · 1 Teel. getrockneter Majoran, gerebelt · 20 g Butter · 2 Eßl. Petersilie, frisch gehackt
Zum Bestreuen: eventuell mittelalter Gouda, frisch gerieben
Pro Portion etwa 1800 kJ/430 kcal
13 g Eiweiß · 12 g Fett · 69 g Kohlenhydrate · 17 g Ballaststoffe (ohne Käse)

- Vorbereitungszeit: 15–20 Minuten
- Garzeit: 15 Minuten

So wird's gemacht: Alles Gemüse putzen und waschen. Sellerie und Möhren in kleine Würfel schneiden oder grobraspeln. Den Lauch und den Wirsing in Streifen schneiden.
• Die Hirse mit den Brühwürfeln, der Gemüsebrühe oder dem Wasser aufkochen. Das Gemüse und den Liebstöckel dazugeben. Alles bei schwacher Hitze 10 Minuten kochen.
• Die Tomaten kleinwürfeln und mit dem Majoran unter die Hirse mischen. Noch 3–4 Minuten ziehen lassen. Die Butter und die Petersilie unter die Hirse rühren. Nach Wunsch geriebenen Käse dazu servieren.

Getreide – einfach köstlich

Aus allen Getreidearten (siehe Farbbild 2. Umschlagseite) lassen sich herzhaft-kräftige Gerichte zubereiten. Wie gut sie schmecken und wie schnell und einfach die Zubereitung ist, werden Sie beim Ausprobieren der Rezepte feststellen.

Das Kochen von Getreide

Grundrezepte und Tips

Ganze Getreidekörner benötigen zum Garen unterschiedliche Flüssigkeitsmengen, Quell- oder Garzeiten. Die folgenden Hinweise beziehen sich auf jeweils *100 g ganze Getreidekörner.*

Weizen: 200 ccm Flüssigkeit, Einweichzeit 6–10 Stunden, Garzeit 40–50 Minuten, Nachquellzeit 20–30 Minuten

Roggen: 200 ccm Flüssigkeit, Einweichzeit 6–10 Stunden, Garzeit 50–60 Minuten, Nachquellzeit 30 Minuten

Nacktgerste: 200 ccm Flüssigkeit, Einweichzeit 6–10 Stunden, Garzeit 40–60 Minuten, Nachquellzeit 20 Minuten

• Die Körner in einem Sieb unter fließendem Wasser abspülen und in kaltem Wasser einweichen.
• Brühwürfel oder Salz und grob zerkleinerte Gewürze (siehe Seite 29) dazugeben. Bei schwacher Hitze kochen lassen.
• Das gekochte Getreide auf der ausgeschalteten Herdplatte, in einer Kochkiste (Spar-Gar-Box, siehe Seite 8) oder in Decken gepackt nachquellen lassen. Längere Nachquellzeiten schaden nichts. Gemahlene Gewürze, frische Kräuter, Butter oder Sahne erst nach dem Ausquellen hinzufügen.

Naturreis (Lang- oder Mittelkorn): 200–250 ccm Flüssigkeit, Einweichzeit 6–10 Stunden, Garzeit 20 Minuten, Nachquellzeit 10 Minuten
oder *ohne Einweichen* Garzeit 40–45 Minuten, Nachquellzeit 10 Minuten

Grünkern: 160 ccm Flüssigkeit, Einweichzeit 6–10 Stunden, Garzeit 10 Minuten, Nachquellzeit 10–20 Minuten
oder *ohne Einweichen* Garzeit 20 Minuten, Nachquellzeit 20 Minuten

Dinkel: 200 ccm Flüssigkeit, Einweichzeit 6–10 Stunden, Garzeit 1 Minute, Nachquellzeit 10–20 Minuten
oder *ohne Einweichen* Garzeit 10 Minuten, Nachquellzeit 10–20 Minuten

Nackthafer: 150 ccm Flüssigkeit, Einweichzeit 6–10 Stunden, Garzeit 1 Minute, Nachquellzeit 10 Minuten
oder *ohne Einweichen* Garzeit 10–20 Minuten, Nachquellzeit 20 Minuten

• Die Körner in einem Sieb unter fließendem Wasser abspülen und mit der Flüssigkeit, Brühwürfeln oder Salz und grob zerkleinerten Gewürzen kochen lassen; anschließend, wie bei Weizen und so weiter beschrieben, nachquellen lassen.
• Einweichen ist nicht unbedingt erforderlich, aber es verkürzt die Garzeit und schont dadurch die Vitamine. Daher wurden die Gar- und Nachquellzeiten sowohl mit als auch ohne Einweichen angegeben.

Hirse: 200–250 ccm Flüssigkeit, Garzeit 5 Minuten, Nachquellzeit 15–20 Minuten

Für diese köstliche leichte Gurkensuppe sollten Sie unbedingt frischen Dill verwenden. Rezept Seite 24. ▷

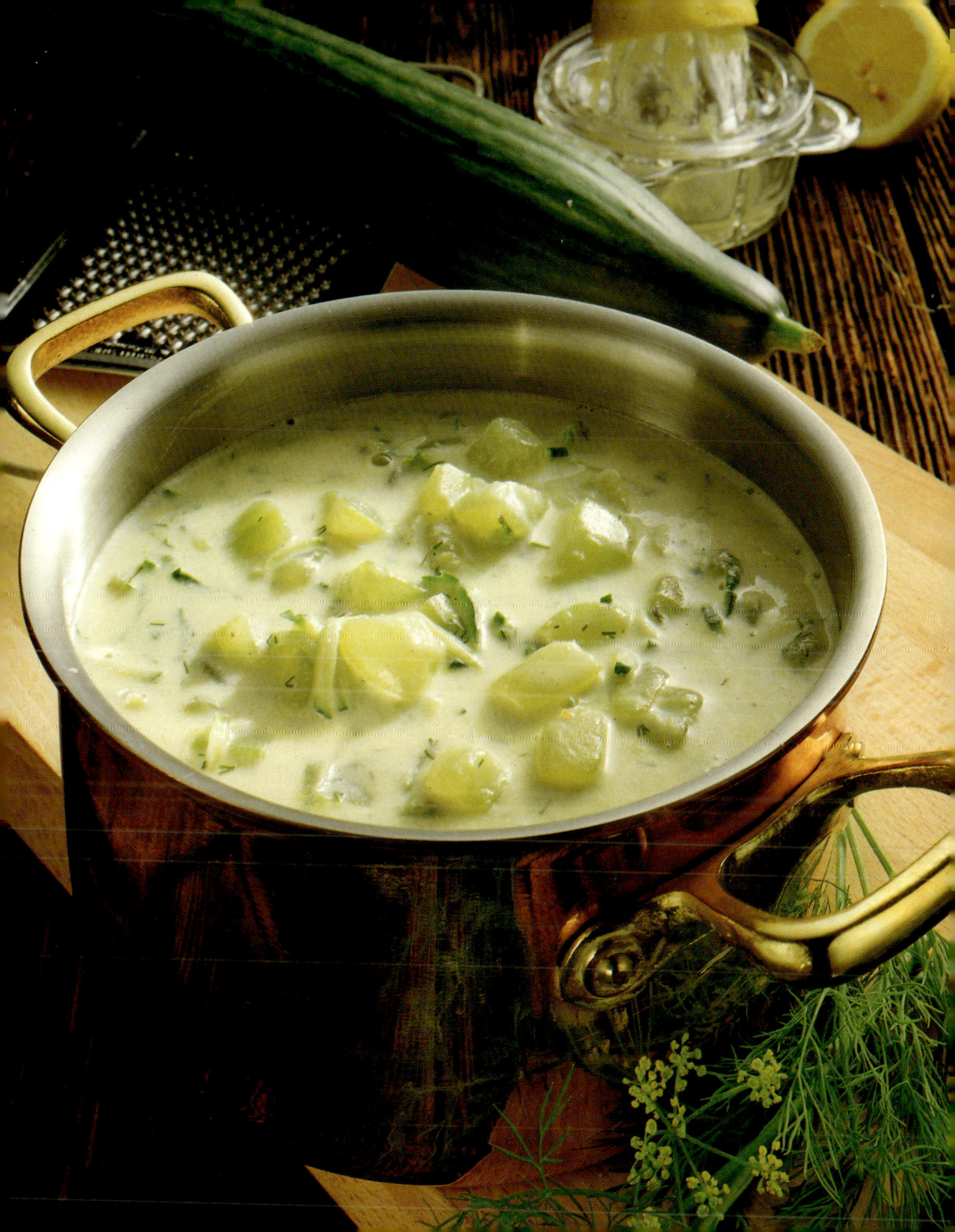

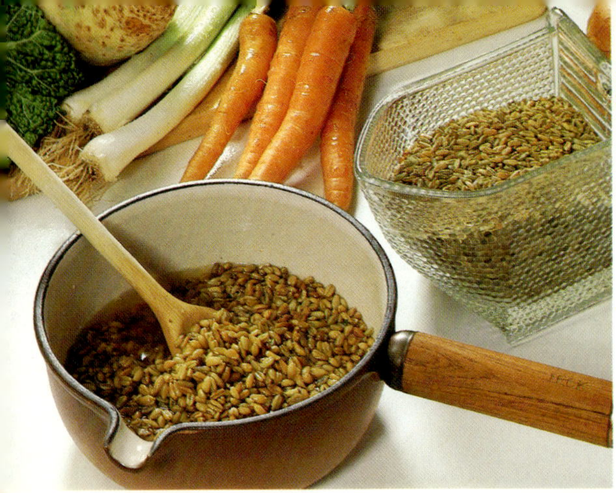
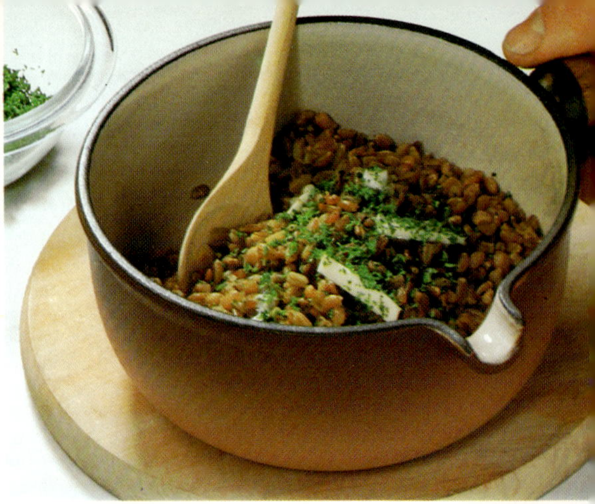
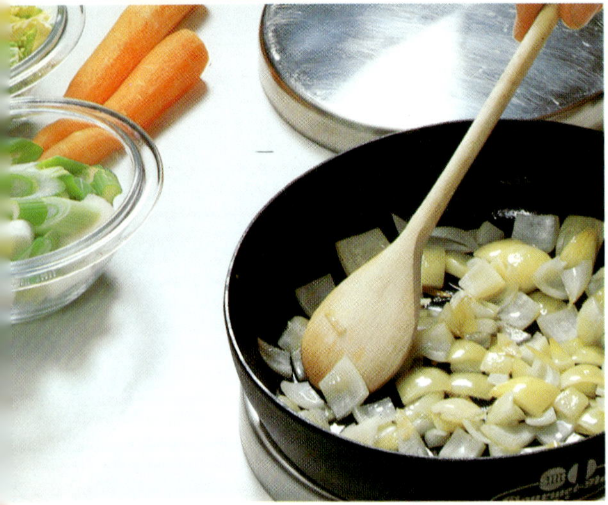
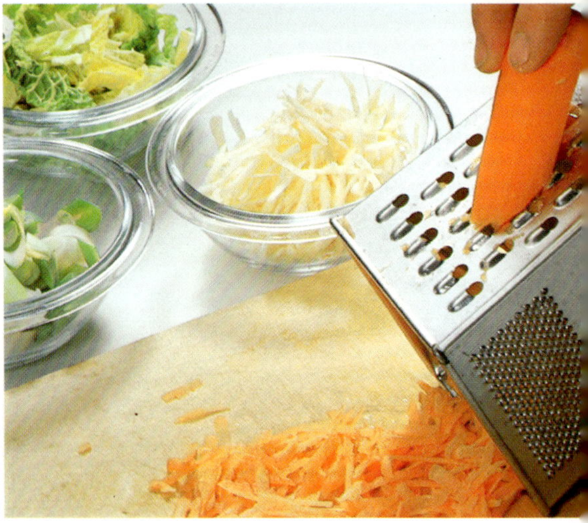
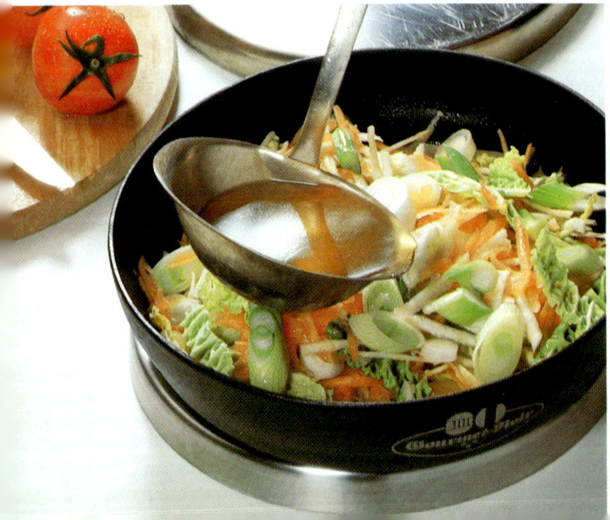
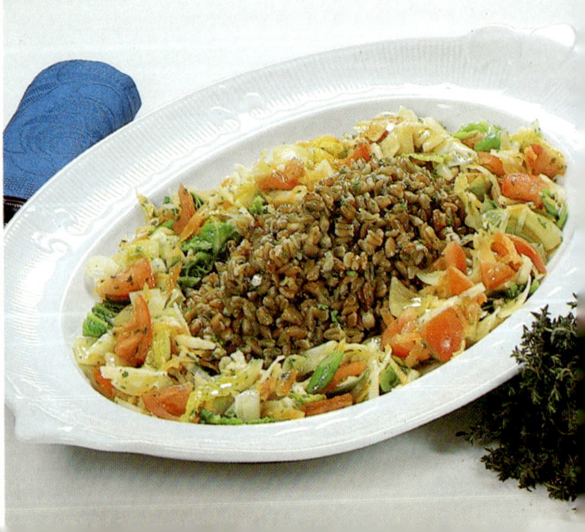

Buchweizen: 200 ccm Flüssigkeit, Garzeit 2–5 Minuten, Nachquellzeit 10–15 Minuten

• Die Körner in der Flüssigkeit mit Brühwürfeln oder Salz und grob zerkleinerten Gewürzen kochen, dann wie bei Weizen nachquellen lassen.

Mais beziehungsweise grober Maisgrieß: Ganze Körner sind zum Kochen und auch zum Mahlen zu hart. Kaufen Sie deshalb groben Maisgrieß (Kukuruz). Er eignet sich für Polenta und ähnliches, und er läßt sich auch feinmahlen. 300–350 ccm Flüssigkeit, Garzeit 2–5 Minuten, Nachquellzeit 10–15 Minuten.

Geschrotetes und gemahlenes Getreide: Die Flüssigkeitsmengen sind je nach Getreideart sehr unterschiedlich, ebenso die Garzeiten. Bitte richten Sie sich nach den Angaben im Rezept.

Tips für die Verwendung: Gekochte Körner schmecken zu Salaten, Gemüse, als Suppeneinlage, Füllung, in Aufläufen und Bratlingen. Man kann sie im Mixer zerkleinern.

Gewürze und Kräuter für pikante Getreidegerichte:
Anis, Fenchel, Koriander, Kümmel, Muskatnuß; Bohnenkraut, Dill, Fenchelkraut, Knoblauch, Liebstöckel, Majoran, Oregano, Petersilie, Rosmarin, Salbei, Schnittlauch, Selleriekraut, Ysop, Zitronenthymian, Zwiebel; Delikata, Picata.

◁ Mit dem würzigen Grünkern im Gemüsekranz fällt der Einstieg in die Vollwertküche leicht. Von links nach rechts: Die Grünkernkörner sind über Nacht aufgequollen, die gekochten Körner werden mit Butter und Petersilie verfeinert. Für den Gemüsekranz werden die Zwiebeln glasig gebraten, das Gemüse wird zerkleinert, die Flüssigkeit wird ans Gemüse gegossen, das Gericht ist angerichtet. Rezept auf dieser Seite.

Gewürze für süße Getreidegerichte:
Ahornsirup, Anis, Apfeldicksaft, Birnendicksaft, Honig, Ingwer, Nelken, Orangensaft und -schale, Vanille, Zimt, Zitronensaft und -schale; Banane, Trockenfrüchte.

Grünkern im Gemüsekranz

Bild nebenstehend

Zutaten für 2 Portionen:
Für den Grünkern: 120 g Grünkern · 200 ccm Gemüsebrühe oder Wasser · ½ Gemüsebrühwürfel · 1 Eßl. Petersilie, frisch gehackt · 1 Eßl. Butter
Für das Gemüse: 500 g gemischtes Gemüse (Lauch/Porree, Wirsing, Möhren und Sellerie) · 1 mittelgroße Zwiebel · 1 Eßl. Sonnenblumenöl · 2 Teel. Vitam-Steinpilzbrühe · 4–5 Eßl. Gemüsebrühe oder Wasser · 1 reife Tomate · ½ Teel. getrockneter Majoran, gerebelt · 2 Eßl. Crème fraîche
Pro Portion etwa 1900 kJ/450 kcal
15 g Eiweiß · 15 g Fett · 63 g Kohlenhydrate · 20 g Ballaststoffe

- Quellzeit: über Nacht
- Vorbereitungszeit: 20 Minuten
- Garzeit: 25 Minuten

So wird's gemacht: Den Grünkern über Nacht in der Gemüsebrühe oder dem Wasser einweichen.
• Am nächsten Tag den Brühwürfel zum eingeweichten Grünkern geben und diesen im Einweichwasser 10–15 Minuten bei schwacher Hitze kochen, bis die Körner aufgequollen sind. Auf der ausgeschalteten Kochstelle – bei längerer Nachquellzeit auch in der Kochkiste – 10 Minuten ausquellen lassen.
• Inzwischen das Gemüse putzen und waschen.

Die Zwiebel schälen und grobhacken. Die Zwiebelwürfel in dem Öl in einer Servierpfanne glasig braten.
• Den Lauch und den Wirsing in schmale Streifen schneiden, die Möhren und den Sellerie grobraspeln. Das Gemüse und die Steinpilzbrühe zu den Zwiebeln geben, die Brühe oder das Wasser zugießen. Die Gemüsemischung zugedeckt in 8–10 Minuten bißfest garen. Die Tomate würfeln (den Stielansatz entfernen), unter das Gemüse mischen und 1–2 Minuten durchziehen lassen. Den Majoran und die Crème fraîche darunterheben.
• Kurz vor dem Servieren die Petersilie und die Butter unter den Grünkern ziehen. Das Gemüse als Kranz an den Pfannenrand schieben und den Grünkern in die Mitte häufen.

Mein Tip Die würzige Gemüsemischung paßt auch zu allen anderen Getreidearten gut. Man kann sie je nach Saison variieren.

Roggengrütze mit Sonnenblumenkernen

Zutaten für 2 Portionen:
120 g Roggen · ½ Lorbeerblatt · 240 ccm Wasser · ½ Gemüsebrühwürfel · 1 Teel. Thymianblättchen · 1 Eßl. Butter · 4 Eßl. Sonnenblumenkerne · 1 Eßl. Petersilie, frisch gehackt
Pro Portion etwa 1205 kJ/285 kcal
9 g Eiweiß · 10 g Fett · 39 g Kohlenhydrate · 7 g Ballaststoffe

- Quellzeit: über Nacht
- Vorbereitungszeit: 5 Minuten
- Garzeit: 50–60 Minuten

So wird's gemacht: Den Roggen mit dem Lorbeerblatt in dem Wasser über Nacht einweichen.
• Am nächsten Tag den Roggen mit der Flüssigkeit, dem Brühwürfel und den Thymianblättchen 30 Minuten bei schwacher Hitze kochen, dann weitere 20–30 Minuten auf der ausgeschalteten Kochstelle oder in einer Kochkiste (siehe Seite 8) nachquellen lassen.
• Das Lorbeerblatt herausnehmen. Die Körner im Elektrohacker grob zerkleinern. Die Butter im Kochtopf zerlassen und die Grütze darin wenden.
• Die Sonnenblumenkerne in einer trockenen Pfanne unter Umwenden goldgelb rösten und kurz vor dem Servieren unter die Grütze mischen. Mit der Petersilie bestreuen.

Varianten: Ebenso können Sie auch Nacktgerste, Dinkel, Weizen, Grünkern und Buchweizen (letzteren unzerkleinert) zubereiten. Statt der Sonnenblumenkerne schmecken auch gehackte Haselnüsse, Walnüsse oder Cashewnüsse oder eine Nuß-Zwiebel-Mischung (siehe Rezept Zwiebel-Nuß-Reis auf der folgenden Seite) gut zum Getreide. Als Gemüsebeilage paßt Sommergemüse aus Lauch, Gurken und Tomaten oder Mangold, Paprika und Tomaten.

Mein Tip Geröstete Sonnenblumen- oder auch Pinienkerne geben vielen Gerichten einen besonders köstlichen Geschmack. Die Kerne werden in einer trokkenen Pfanne unter häufigem Wenden so lange geröstet, bis sie angenehm duften. Ich bereite immer gleich eine größere Menge und bewahre den Vorrat in einem Schraubglas kühl und dunkel auf.

Zwiebel-Nuß-Reis

Zutaten für 2 Portionen:
120 g Naturreis (Mittelkorn) · 240 ccm Wasser · ½ Lorbeerblatt · ¾ Gemüsebrühwürfel · 100 g Zwiebeln · 25 g Butter · 1 Knoblauchzehe · 50 g Haselnußkerne, mittelgrob gehackt · ½ Teel. Delikata · ⅓ Teel. Currypulver · Cayennepfeffer · Kräutersalz
Pro Portion etwa 2100 kJ/500 kcal
9 g Eiweiß · 27 g Fett · 54 g Kohlenhydrate · 7 g Ballaststoffe

- Quellzeit: über Nacht
- Vorbereitungszeit: 5 Minuten
- Garzeit: 30 Minuten (ohne Einweichen 45–50 Minuten)

So wird's gemacht: Den Reis in dem Wasser mit dem Lorbeerblatt über Nacht einweichen.
• Am nächsten Tag den Reis mit dem Brühwürfel bei schwacher Hitze 20 Minuten kochen und auf der ausgeschalteten Kochstelle etwa 10 Minuten nachquellen lassen, bis alle Flüssigkeit aufgesogen ist. Das Lorbeerblatt herausnehmen.
• Inzwischen die Zwiebeln schälen, vierteln und in schmale Streifen schneiden. Die Zwiebelstreifen in 20 g Butter unter Umwenden goldgelb braten.
• Die Knoblauchzehe schälen. Die Nüsse, die durchgepreßte Knoblauchzehe, das Delikata und das Currypulver unter die Zwiebeln mischen und einige Minuten mitbraten. Die Zwiebelmischung und die restliche Butter (1 Teelöffel) unter den Reis heben. Mit Cayennepfeffer und Kräutersalz abschmecken.

Das paßt dazu: Mangold mit Crème fraîche (Rezept Seite 36), Wirsinggemüse (Rezept Seite 40) oder Schwarzwurzeln.

Griechische Reispfanne

Bild Umschlag-Vorderseite

Zutaten für 2 Portionen:
150 g Naturreis (Lang- oder Mittelkorn) · 1 Lorbeerblatt · 300 ccm Gemüsebrühe oder Wasser · 1 Gemüsebrühwürfel · 2 mittelgroße Zwiebeln · 1 Knoblauchzehe · 2 Eßl. Olivenöl · ½ Eßl. Butter · je 1 mittelgroße grüne und gelbe Paprikaschote · ¼ rote Chilischote, ersatzweise Cayennepfeffer · 1–2 Teel. frische Thymianblättchen · 1 Teel. getrockneter Oregano, gerebelt · Kräutersalz · 200 g reife Tomaten · 100 g griechischer Schafkäse · 1 Eßl. frische, ersatzweise in Öl eingelegte Basilikumblättchen
Pro Portion etwa 2700 kJ/640 kcal
16 g Eiweiß · 29 g Fett · 74 g Kohlenhydrate · 8 g Ballaststoffe

- Quellzeit: über Nacht
- Vorbereitungszeit: 15 Minuten
- Garzeit: 25–30 Minuten (ohne Einweichen 45–50 Minuten)

So wird's gemacht: Den Reis mit dem Lorbeerblatt über Nacht in der Gemüsebrühe oder dem Wasser einweichen.
• Am nächsten Tag den Brühwürfel zum Reis geben und diesen mit der Einweichflüssigkeit bei schwacher Hitze etwa 20 Minuten (ohne vorheriges Einweichen 40–45 Minuten) kochen, bis der Reis ausgequollen ist. Das Lorbeerblatt herausnehmen.
• Inzwischen die Zwiebeln schälen, vierteln und in Streifen schneiden. Die Knoblauchzehe schälen und feinhacken. 1 Eßlöffel Olivenöl, die Butter und 1 Eßlöffel Wasser in einer Pfanne erhitzen. Die Zwiebelstreifen und den Knoblauch darin glasig braten.
• Die Paprikaschoten vierteln, entkernen, waschen und in schmale Streifen schneiden. Die

Chilischote aufschlitzen, die brennend-scharfen Kerne sorgfältig entfernen. Die Schote abspülen und sehr fein hacken. Beides mit den Kräutern und Kräutersalz zu den Zwiebeln geben und kurz durchbraten. Die Paprikastreifen sollen noch knackig sein.

• Den Reis unter das Gemüse mischen, eventuell mit wenig Kräutersalz abschmecken.

• Die Tomaten würfeln, dabei den Stielansatz herausschneiden (er enthält giftiges Solanin). Die Tomatenwürfel auf dem Reis verteilen. Den Schafkäse darüberbröckeln und mit dem restlichen Olivenöl beträufeln. Das Gericht 5 Minuten zugedeckt ziehen lassen. Mit dem grobgehackten Basilikum bestreuen.

Würziges Hirsegericht

Zutaten für 2 Portionen:
150 g Hirse · 350 ccm Gemüsebrühe oder Wasser · 1 Gemüsebrühwürfel · 1 Knoblauchzehe · ½ Teel. Delikata · ½ Teel. getrockneter Majoran, gerebelt · 1 Eßl. Butter · 1 Eßl. Kräuter (Petersilie, Schnittlauch, Liebstökkel), frisch feingehackt
Zum Bestreuen: eventuell Bergkäse oder mittelalter Gouda, frisch gerieben

Pro Portion etwa 1400 kJ/330 kcal
9 g Eiweiß · 10 g Fett · 55 g Kohlenhydrate · 6 g Ballaststoffe (ohne Käse)

● Zubereitungszeit: 20–25 Minuten

So wird's gemacht: Die Hirse mit der Gemüsebrühe oder dem Wasser und dem Brühwürfel aufkochen. Bei schwacher Hitze 5 Minuten kochen und dann 15–20 Minuten auf der ausgeschalteten Kochstelle oder in einer Kochkiste (siehe Seite 8) ausquellen lassen.

• Die Knoblauchzehe schälen. Das Hirsegericht mit dem Delikata, dem Majoran und der durchgepreßten Knoblauchzehe abschmecken. Die Butter und die Kräuter darunterziehen. Auf Wunsch geriebenen Käse dazu servieren.

Das paßt dazu: gedünstetes Gemüse aller Art oder Tomatensauce nach dem Rezept unten.

Variante: Schnelle Hirsepfanne
Die Hirse wie im vorhergehenden Rezept – jedoch nur mit 300 ccm Flüssigkeit – zubereiten. Unter die lauwarme Masse 2 verquirlte Eier rühren. Nach Geschmack leicht salzen. 2 mittelgroße Zwiebeln (oder die entsprechende Menge Lauch/Porree) schälen und grobhacken. Die Zwiebelwürfel in einer großen Pfanne in 1 Eßlöffel Butter und 1 Eßlöffel Wasser hellgelb braten. Die Hirse mit einem Löffel darüber verteilen. Mit 3 Eßlöffeln frisch geriebenem Bergkäse oder mittelaltem Gouda bestreuen. 5–10 Minuten in der geschlossenen Pfanne ziehen lassen, bis das Ei gestockt ist. 1 Eßlöffel feingeschnittenen Schnittlauch darüberstreuen. Sie können auch noch 1 grüne Paprikaschote in Streifen schneiden und mit den Zwiebeln andünsten.

Das paßt dazu: Tomatensauce oder ein Sommergemüse aus Paprika, Tomaten und Zucchini, Wirsinggemüse (Rezept Seite 40), Mangold mit Crème fraîche (Rezept Seite 36).

Tomatensauce
150 g vollreife Tomaten kreuzweise einritzen, kurz in kochendes Wasser legen, dann häuten und mit dem Schneidstab des Handmixers pürieren. 2 kleine Dosen Tomatenmark (140 g) und ½ Gemüsebrühwürfel dazugeben. Die Sauce heiß werden lassen, aber nicht kochen. 1 Eßlöffel frisches Basilikum, grobgehackt (ersatzweise Majoran oder Oregano und Thymian), 2 Eßlöffel Sahne und 20 g Butter darunterrühren.

Maisauflauf

Einen Auflauf sollten Sie möglichst in der doppelten Menge in zwei Formen backen und die Hälfte einfrieren. Das spart Zeit und Energie.

Zutaten für 4 Portionen:
300 g Maisgrieß, grob (Kukuruz) · 670 ccm Wasser · 1 Gemüsebrühwürfel · ¾ Teel. Currypulver · 1 Teel. getrockneter Majoran, gerebelt · 1 kleine Stange Lauch/Porree · 2 Eßl. Butter · 3 Eigelb · 140 g Allgäuer Emmentaler Käse, frisch gerieben · 3 Eiweiß
Für die Formen: Butter
Pro Portion etwa 2200 kJ/520 kcal
22 g Eiweiß · 22 g Fett · 60 g Kohlenhydrate · 3 g Ballaststoffe

- Vorbereitungszeit: 15 Minuten
- Garzeit: etwa 20 Minuten
- Backzeit: etwa 45 Minuten

So wird's gemacht: Den Mais mit dem Wasser, dem Brühwürfel und den Gewürzen einmal aufkochen und zugedeckt auf der ausgeschalteten Kochstelle oder in einer Kochkiste (siehe Seite 8) 15–20 Minuten ausquellen lassen. (Eventuell dann noch vorhandene Flüssigkeit wird beim Backen aufgenommen.)
• Inzwischen eine Auflaufform und eine Tiefkühlform aus Alufolie oder Edelstahl einfetten. Den Backofen auf 200° vorheizen.
• Den Lauch putzen, gründlich waschen und in feine Streifen schneiden. Die Butter, die Eigelbe, 100 g Käse und den Lauch unter den Maisbrei rühren.
• Die Eiweiße steif schlagen und unterheben. Die Masse in beide Formen verteilen und mit dem restlichen Käse bestreuen.
• Beide Formen auf den Rost in den Backofen (unten) stellen. 40–45 Minuten backen, bis die Masse fest und die Oberfläche goldgelb ist.

Das paßt dazu: Tomatensauce (Rezept Seite 32) oder Mangold mit Crème fraîche (Rezept Seite 36) oder ein anderes saftiges Gemüse.

Mein Tip Den eingefrorenen Auflauf antauen oder ganz auftauen und in der gut gefetteten Deckelpfanne bei schwacher Hitze erwärmen. Oder den aufgetauten Auflauf in den kalten Backofen (Mitte) schieben und bei 200° in etwa 15 Minuten aufbacken.

Grünkern-Buchweizen-Frikadellen

Die herzhaften Bratlinge schmecken auch kalt mit etwas Butter und mildem Käse sehr gut.

Zutaten für 2 Portionen:
80 g Grünkern · 40 g Buchweizen · ½ Gemüsebrühwürfel · 200 ccm Gemüsebrühe oder Wasser · 2 Eßl. Sahne · 1 Ei · ¾ Teel. getrockneter Majoran, gerebelt · ¼ Teel. Muskatnuß, frisch gerieben · ¼ Teel. weißer Pfeffer, frisch gemahlen · 1 Eßl. feine Zwiebelwürfel · 2 Eßl. Petersilie, frisch feingehackt · Kräutersalz · 30 g Haselnußkerne, feingemahlen
Zum Braten: 2 Eßl. Butter
Pro Portion etwa 2100 kJ/500 kcal
13 g Eiweiß · 29 g Fett · 45 g Kohlenhydrate · 6 g Ballaststoffe

- Vorbereitungszeit: 10 Minuten
- Garzeit: 30–40 Minuten

So wird's gemacht: Den Grünkern sehr grob schroten (wie für Müsli), dann mit dem Buchweizen, dem Brühwürfel sowie der Gemüse-

brühe oder dem Wasser verrühren. Bei ganz schwacher Hitze aufkochen und ausquellen lassen, bis alle Flüssigkeit aufgesogen ist (etwa 15 Minuten). Umrühren ist meist nicht nötig.
• Das Getreide im offenen Topf ausdampfen lassen. Die Sahne mit dem Ei verrühren und mit den Gewürzen, den Zwiebelwürfeln und der Petersilie unter die lauwarme Getreidemasse rühren. Mit Kräutersalz abschmecken und kalt werden lassen.
• Aus dem ziemlich feuchten Teig Küchlein formen und mit den Haselnüssen panieren. Die Butter in einer großen Pfanne zerlassen und die Frikadellen darin bei schwacher Hitze goldgelb braten.

Das paßt dazu: Mangold mit Crème fraîche (Rezept Seite 36), Kohlrabistreifen in Sahne, Wirsing-Tomaten-Gemüse oder Möhren.

Lauch-Zwiebel-Kuchen mit Erdnüssen

Bild Seite 37

Der pikante Kuchen ist Favorit bei unseren Gästen. Er läßt sich gut einfrieren und schmeckt, im Backofen bei 150° in 20 Minuten (oder in der gut gefetteten Deckelpfanne bei schwächster Hitze) aufgebacken, wieder wie frisch.

Zutaten für 1 Backblech (35 × 40 cm):
30 g Hefe · 300 ccm Buttermilch, Sauermilch oder Joghurt (Zimmertemperatur) · 350 g Weizen · 150 g Roggen · je 2 Teel. Kümmel und Koriander · 50 g Butter · 1 Teel. Meersalz · 50 g Reibkäse
Für den Belag: 300 g Zwiebeln · 300 g Lauch/Porree · 60 g Butter · 4 Eßl. Wasser · 2 Gemüsebrühwürfel · 1 Teel. Delikata · 2 Teel. getrockneter Majoran, gerebelt · 3 Teel. Thymianblättchen · schwarzer Pfeffer, frisch gemahlen · 200 g Allgäuer Emmentaler Käse, frisch geraspelt
Für den Guß: 4 Eier · 200 g Crème fraîche · ½ Teel. Kräutersalz
Für die Form: Butter
Zum Bestreuen: 150 g geröstete, gesalzene Erdnüsse
Bei 8 Stücken pro Stück etwa 2750 kJ/650 kcal
29 g Eiweiß · 38 g Fett · 50 g Kohlenhydrate · 11 g Ballaststoffe

- Vorbereitungszeit: 90 Minuten
- Backzeit: 40–45 Minuten

So wird's gemacht: Die Hefe in der Buttermilch, der Sauermilch oder dem Joghurt auflösen. Den Weizen und den Roggen mit dem Kümmel und dem Koriander feinmahlen. Zwei Drittel vom Mehl unter die Hefemilch rühren. Die Butter zerlassen und lauwarm mit dem Salz und dem Käse unter den Teig arbeiten. Das restliche Mehl dazugeben.
• Den Teig mit der Küchenmaschine so lange kneten, bis er sich von der Schüssel löst, dann 30–40 Minuten zugedeckt gehen lassen, bis er sein Volumen fast verdoppelt hat.
• Inzwischen die Zwiebeln schälen, halbieren und in schmale Streifen schneiden. Den Lauch putzen, gründlich waschen, in 1 cm breite Ringe schneiden, auch das zarte Grün.
• Die Zwiebelstreifen in der Butter glasig braten. Den Lauch, das Wasser und die zerbröckelten Brühwürfel dazugeben. Das Gemüse in der geschlossenen Pfanne etwa 10 Minuten dünsten, es soll knapp weich werden. Das Delikata und die Kräuter darunterrühren und das Gemüse mit Pfeffer kräftig abschmecken.
• Den Teig nochmals durchkneten, ausrollen und das gefettete Blech damit auslegen. Die Hälfte des geraspelten Käses auf dem Teigboden verteilen und das Gemüse darauf ausbreiten. Den restlichen Käse darüberstreuen.

• Alle Zutaten für den Guß verquirlen und über den Kuchen gießen. Die Erdnüsse darüberstreuen.
• Den Lauchkuchen in den kalten Backofen (unten) schieben und bei 200° in etwa 40 Minuten goldgelb backen.

Mein Tip Reste von diesem Kuchen können Sie in Streifen schneiden, bei 120° im Backofen knusprig backen und zu einer leichten Gemüsesuppe oder einer Frischkostplatte reichen.

Variante: Knusprige Käsebrötchen
Den Teig zu Brötchen formen. Etwa 10 Minuten gehen lassen. Mit verquirltem Ei bestreichen, mit Sesam, Mohn, Kümmel, Leinsamen, Sonnenblumen- oder Kürbiskernen bestreuen und gut andrücken. Die Brötchen im vorgeheizten Backofen (Mitte) bei 200° in etwa 35 Minuten goldgelb backen.

Haferschnitten mit Nuß-Käse-Kruste

Zutaten für 2 Portionen:
150 g Nackthafer · 200 ccm Gemüsebrühe oder Wasser · 1 Gemüsebrühwürfel · 150 g gemischtes Gemüse (Lauch/Porree, Sellerie, Möhren) · 3 Sellerieblätter · 1 Sträußchen Petersilie · 2 Eigelb · 4 Eßl. Sahne · 1 Eßl. Butter · 50 g Walnuß- oder Haselnußkerne, mittelgrob gehackt · 2 Teel. Thymianblättchen · 1 Teel. getrockneter Majoran, gerebelt · ½ Teel. Schabzigerklee · Kräutersalz · 2 Eiweiß · 40 g mittelalter Gouda- oder Bergkäse, frisch gerieben · ½ Teel. Delikata
Für die Form: Butter

Pro Portion etwa 3100 kJ/740 kcal
27 g Eiweiß · 45 g Fett · 57 g Kohlenhydrate · 13 g Ballaststoffe

- Zeit zum Darren: 1 Stunde
- Vorbereitungszeit: 25 Minuten
- Backzeit: etwa 30 Minuten

So wird's gemacht: Den Hafer auf einem Backblech ausbreiten und im Backofen bei 80° etwa 1 Stunde darren, bis er würzig duftet. Oder den Hafer in einer trockenen Pfanne unter häufigem Wenden 20–30 Minuten bei schwacher Hitze darren. Die Körner kalt werden lassen, dann grobschroten.
• Den Haferschrot in der Brühe oder dem Wasser mit dem Brühwürfel einmal aufkochen und zugedeckt auf der ausgeschalteten Kochstelle quellen lassen, bis das Gemüse vorbereitet ist.
• Das Gemüse putzen, waschen und im Elektrohacker fein zerkleinern. Die Sellerieblätter und die Petersilie feinhacken. Alles unter den Hafer rühren. Die Eigelbe, die Sahne, die Butter, die Nüsse (bis auf 2 Eßlöffel), die Kräuter und Gewürze dazugeben und mit Salz abschmecken.
• Den Backofen auf 200° vorheizen. Eine Springform oder eine Pizzaform von 24 cm Ø einfetten.
• Die Eiweiße steif schlagen und unter die Hafermischung heben. Die Masse in die Form füllen und glattstreichen. Den Käse mit den restlichen Nüssen und dem Delikata mischen, über den Auflauf streuen und leicht andrücken.
• Den Auflauf auf den Rost in den Backofen (unten) schieben und etwa 30 Minuten backen, bis die Oberfläche goldgelb ist. Wie einen Kuchen aufschneiden.

Das paßt dazu: eine Frischkostplatte, außerdem Wirsinggemüse (Rezept Seite 40) oder anderes gedünstetes Gemüse oder Champignons.

Frisches Gemüse, schonend im eigenen Saft oder in wenig Wasser gedünstet und hübsch angerichtet, verlockt nicht nur Vegetarier zum Zulangen. In einem breiten Topf mit dicht schließendem Deckel oder in der Servierpfanne möglichst kurz gegart, bewahrt es Aroma und Vitamine am besten. Noch vitaminreicher wird das Gemüsegericht, wenn Sie frische Kräuter oder etwas fein zerkleinertes rohes Gemüse zum Schluß daruntermischen.

Bei der Kartoffel sitzen die wertvollsten Inhaltsstoffe in und dicht unter der Schale. Deshalb essen wir, solange es geht, Kartoffeln aus biologischem Anbau mit der Schale. Sie schmecken viel herzhafter als »nackte« Pellkartoffeln.

Mangold mit Crème fraîche

Zutaten für 2 Portionen:
400 g Mangold · 1 mittelgroße Zwiebel · 1 Knoblauchzehe · 2 Teel. Butter · 2 Eßl. Wasser · ½ Gemüsebrühwürfel · 3 Eßl. Crème fraîche · 2 Eßl. Petersilie, frisch gehackt · Muskatnuß, frisch gerieben · Kräutersalz
Pro Portion etwa 580 kJ/140 kcal
6 g Eiweiß · 8 g Fett · 12 g Kohlenhydrate · 9 g Ballaststoffe

- Vorbereitungszeit: 15–20 Minuten
- Garzeit: etwa 15 Minuten

So wird's gemacht: Die Mangoldblätter von den Stielen trennen. Die Stiele unter fließendem Wasser sauber bürsten und in 2 cm breite Streifen schneiden; breite Stiele vorher längs halbieren. Die Mangoldblätter waschen, 1–2 mal längs teilen, dann quer in 2 cm breite Streifen schneiden.

• Die Zwiebel schälen und würfeln, die Knoblauchzehe schälen und feinhacken. Die Zwiebelwürfel und den Knoblauch in der Butter glasig braten. Die Mangoldstiele, das Wasser und den Brühwürfel dazugeben. Alles 3 Minuten zugedeckt dünsten.
• Die Mangoldblätter tropfnaß hinzufügen und 8–10 Minuten mitgaren; dabei das Gemüse einmal umwenden.
• Den Topf von der Kochstelle nehmen. Die Crème fraîche und die Petersilie unter das Gemüse rühren. Mit Muskatnuß und Kräutersalz abschmecken.

Das paßt dazu: Zwiebel-Nuß-Reis (Rezept Seite 31), Grünkern-Buchweizen-Frikadellen (Rezept Seite 33), schnelle Hirsepfanne (Rezept Seite 32) sowie alle einfachen Kartoffelgerichte.

Variante: Mangoldgemüse mit Käse und Mandeln
Den Mangold wie oben garen. 4 Teelöffel Butter, 2 Eßlöffel frisch gehackte Petersilie, 100 g geriebenen Allgäuer Emmentaler oder mittelalten Goudakäse daruntermischen. Mit frisch geriebener Muskatnuß und Rosenpaprikapulver abschmecken. 50 g ungeschälte Mandeln in Stifte schneiden oder grobhacken, in 2 Teelöffeln Butter unter Umwenden rösten und über das Gemüse streuen.

Mit diesem pikanten Kuchen werden Sie bei Ihren Gästen Erfolg haben. Die Farbfotos zeigen von links nach rechts die bereitgestellten Zutaten, das Kleinschneiden der Lauchstangen, das Abschmecken der Gemüsemischung mit Kräutern, das Ausrollen des gegangenen Hefeteiges, das Belegen der Teigplatte und den fertig gebackenen Lauch-Zwiebel-Kuchen mit Erdnüssen. Rezept Seite 34. ▷

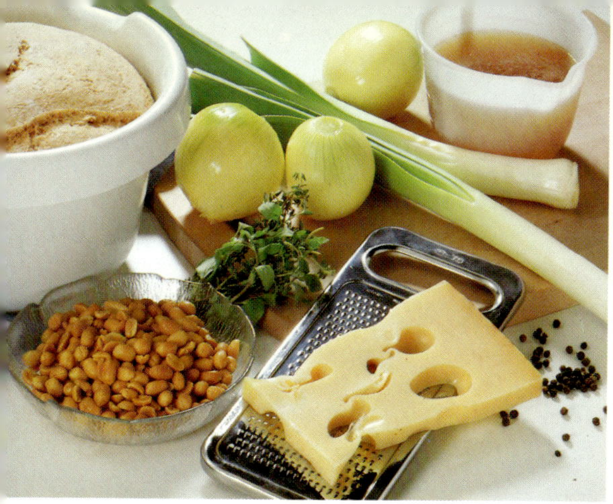
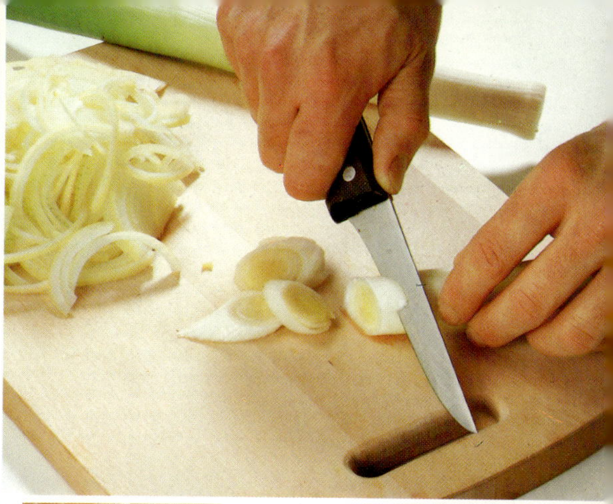
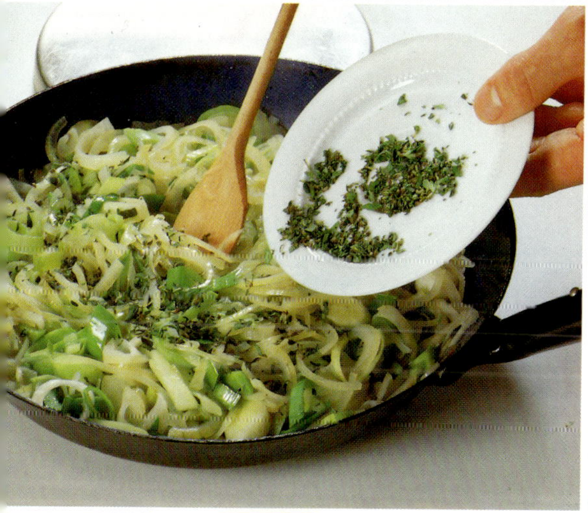
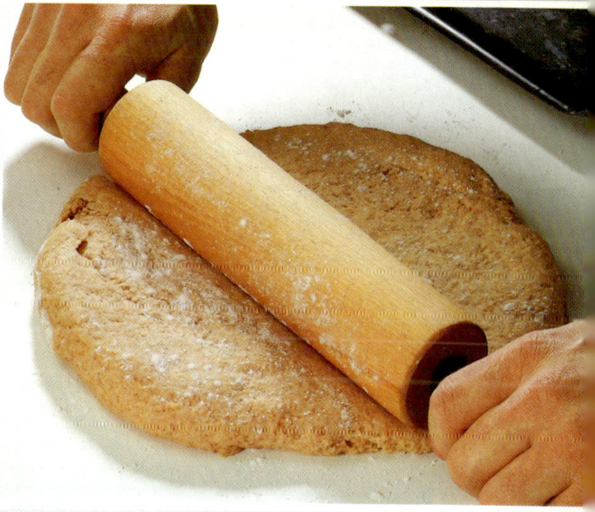
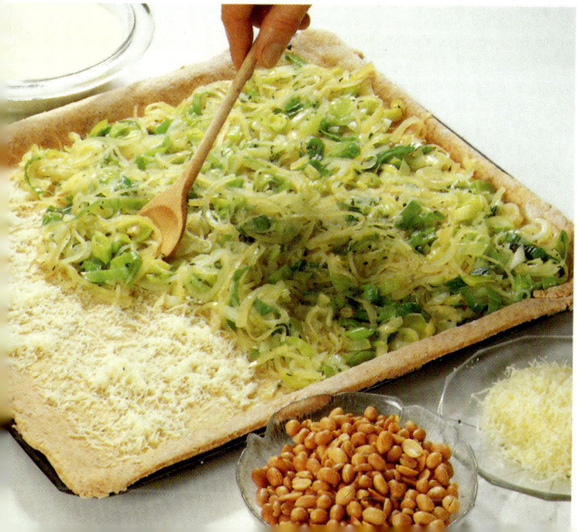
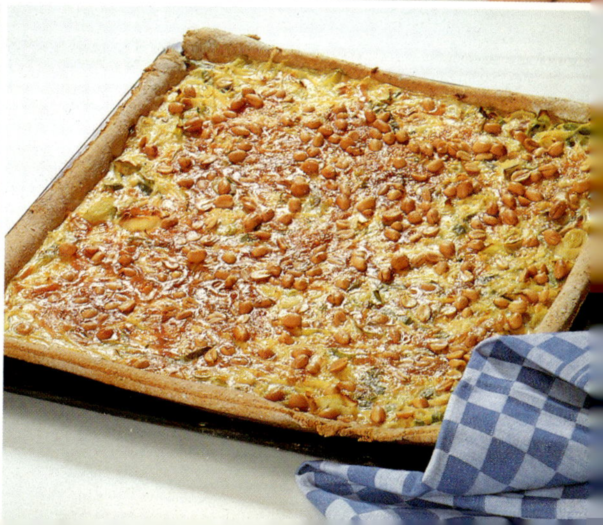

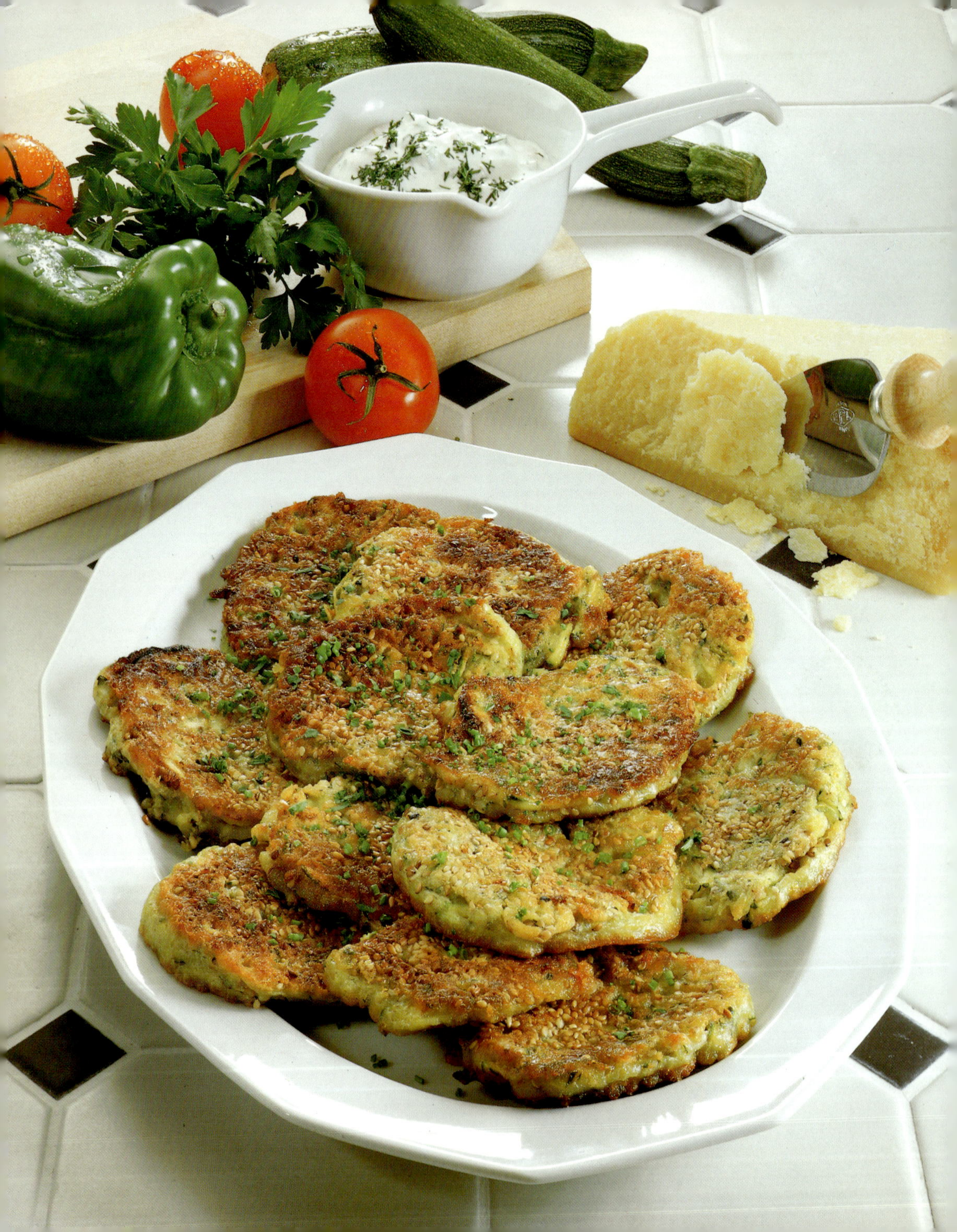

Zucchinipuffer mit Paprikasahne

Bild nebenstehend

Zutaten für 2 Portionen:
Für die Zucchinipuffer: 1 Ei · 1 Eigelb · 3 Eßl. Sahne · 4 Eßl. trockener Weißwein, ersatzweise Wasser · 30 g Parmesankäse oder abgelagerter Allgäuer Emmentaler Käse, frisch gerieben · 110 g Weizen, frisch feingemahlen · 1 Eßl. Petersilie, frisch gehackt · ¾ Teel. Kräutersalz · knapp ½ Teel. Delikata · 250 g junge Zucchini · 1 große Knoblauchzehe · 3 Eßl. Olivenöl · 3 Eßl. Sesamsamen
Für die Paprikasahne: 1 mittelgroße hellgrüne Paprikaschote · 2 kleine reife Tomaten · 1 Bund Schnittlauch · 1 Sträußchen Dill · 200 g saure Sahne · 1 Knoblauchzehe · Kräutersalz · Cayennepfeffer
Pro Portion etwa 3400 kJ/810 kcal
29 g Eiweiß · 48 g Fett · 58 g Kohlenhydrate · 13 g Ballaststoffe

- Vorbereitungszeit: 25 Minuten
- Ruhezeit für den Teig: 1 Stunde
- Garzeit: etwa 20 Minuten

So wird's gemacht: Alle Zutaten von Ei bis Petersilie zu einem dickflüssigen Teig verrühren. Mit dem Kräutersalz und dem Delikata kräftig abschmecken. Den Teig 1 Stunde zugedeckt quellen lassen.
• Für die Paprikasahne die Paprikaschote waschen, halbieren und entkernen. Die Tomaten halbieren, dabei den Stielansatz herausschneiden, das Innere herauslösen und anderweitig verwenden. Die Paprika- und die Tomatenhälften feinwürfeln. Den Schnittlauch und den Dill (1 Zweig zum Garnieren zurücklegen) feinschneiden.
• Die Paprika- und Tomatenwürfel sowie die Kräuter unter die saure Sahne rühren. Die Knoblauchzehe schälen und dazupressen. Die Paprikasahne mit Kräutersalz und Cayennepfeffer kräftig abschmecken. Mit Dill garnieren und kühl stellen, bis die Puffer gebacken sind.
• Für die Puffer die Zucchini waschen, von Stiel und Blütenansatz befreien und grobraspeln. Die Knoblauchzehe schälen, an die Zucchiniraspeln pressen und die Mischung unter den Teig rühren.
• Etwas Olivenöl in einer Pfanne erhitzen. Jeweils 2 Eßlöffel Teig zu einem flachen Küchlein in der Pfanne ausstreichen, mit Sesam bestreuen und diesen leicht andrücken. Die Puffer auf beiden Seiten goldgelb braten. Die Küchlein im Backofen bei 60° oder in einer zweiten großen Pfanne warm halten, bis alle gebacken sind.
• Die gekühlte Paprikasahne zu den Puffern servieren.

◁ Zucchinipuffer mit Paprikasahne sind eine verblüffende Delikatesse, die Sie unbedingt einmal ausprobieren sollten. Rezept auf dieser Seite.

Lauch mit Haselnüssen

Zutaten für 2 Portionen:
500 g Lauch/Porree · 4 Eßl. Wasser · 1 Eßl. Sonnenblumenöl · ¾ Gemüsebrühwürfel · 50 g Haselnußkerne, grobgehackt · 1 Eßl. Butter · ¼–½ Teel. Delikata · ½ Teel. getrockneter Majoran, gerebelt · 2 Eßl. Petersilie, frisch gehackt
Pro Portion etwa 1500 kJ/360 kcal
10 g Eiweiß · 26 g Fett · 19 g Kohlenhydrate · 32 g Ballaststoffe

- Vorbereitungszeit: 15 Minuten
- Garzeit: 8–10 Minuten

So wird's gemacht: Die Lauchstangen putzen, längs einschneiden und gründlich waschen. Dann in 1-2 cm breite Streifen schneiden; auch die zarten grünen Teile mitverwenden.
• Das Wasser und das Öl in einem breiten Topf erhitzen. Die Lauchstücke und den zerbröckelten Brühwürfel dazugeben. Das Gemüse zugedeckt 8-10 Minuten dünsten; dabei einmal umwenden.
• Die Nüsse in der Butter kurz anbraten, dann unter den Lauch mischen. Das Gemüse mit den Gewürzen abschmecken und mit der Petersilie bestreuen.

Das paßt dazu: alle Getreidearten, Kartoffelpüree oder Bauern-Omelette.

Variante: Lauchgemüse in Sahne
Die Butter und die Nüsse weglassen, dafür 2-4 Eßlöffel Crème fraîche unter das Gemüse rühren. Außer Getreide schmecken auch Nuß-Käse-Kartoffeln (Rezept Seite 44) sehr gut dazu.

Wirsinggemüse

Zutaten für 2 Portionen:
50 g Zwiebeln · 375 g Wirsing · 2 Eßl. Butter · 4 Eßl. Wasser · ¼ Teel. gemahlener Koriander · ¼ Teel. Delikata · ½ Gemüsebrühwürfel · 2 Teel. Thymianblättchen · 2 Liebstöckelblätter, frisch feingehackt · Kräutersalz · 1 Eßl. Petersilie, frisch gehackt
Pro Portion etwa 760 kJ/180 kcal
6 g Eiweiß · 13 g Fett · 10 g Kohlenhydrate · 8 g Ballaststoffe

- Vorbereitungszeit: 15 Minuten
- Garzeit: 15-20 Minuten

So wird's gemacht: Die Zwiebeln schälen und würfeln. Den Wirsing putzen, waschen und achteln. Den Strunk herausschneiden, zarte Teile raspeln und mitverwenden. Die Wirsingblätter in 2 cm breite Streifen schneiden.
• Die Zwiebeln in 2 Teelöffeln Butter und 1 Eßlöffel Wasser glasig braten. Die Gewürze sowie den Wirsing dazugeben und unter Umwenden kurz anbraten. Das restliche Wasser, den Brühwürfel, den Thymian und den Liebstöckel dazugeben. Das Gemüse im geschlossenen Topf bei schwacher Hitze 15-20 Minuten dünsten, dabei einmal umwenden. Der Wirsing soll noch knakkig sein.
• Den Topf vom Herd nehmen, die restliche Butter darunterziehen. Das Gemüse abschmekken und mit der Petersilie bestreuen.

Das paßt dazu: Nuß-Käse-Kartoffeln (Rezept Seite 44), Kartoffeln aus der Pfanne (Rezept Seite 43) sowie Grünkern, Dinkel oder Nacktgerste, als ganzes Korn oder Grütze zubereitet (siehe Seite 26).

Bunte Kürbispfanne

Das fertige Kürbisgemüse läßt sich gut einfrieren; es lohnt sich also, eine größere Menge zuzubereiten.

Zutaten für 2-3 Portionen:
1 grüne Paprikaschote · 2 mittelgroße Möhren · 300 g Kürbis, vorbereitet gewogen · 1 Stange Lauch/Porree (100 g) · 2 Stengel Staudensellerie, ersatzweise 1 Stück Knollensellerie · 1 mittelgroße Zwiebel · 3 Eßl. Sonnenblumenöl · 1 Gemüsebrühwürfel · 2 Eßl. trockener Weißwein, ersatzweise Wasser · 8 Rosmarinnadeln · 2 mittelgroße Tomaten · 1 Teel. Vitam-Steinpilzbrühe · 2 Eßl. Butter · 2 Eßl. Kräuter (Bohnenkraut, Basilikum, Oregano, Petersilie), frisch gehackt

Bei 2 Portionen pro Portion etwa
1700 kJ/400 kcal
8 g Eiweiß · 26 g Fett · 32 g Kohlenhydrate · 18 g Ballaststoffe

- Vorbereitungszeit: 25 Minuten
- Garzeit: 15-20 Minuten

So wird's gemacht: Das Gemüse putzen und waschen. Die Paprikaschote vierteln, entkernen und in 1 cm große Stücke schneiden. Die Möhren in dünne Scheiben hobeln. Den Kürbis schälen, das weiche Innere herausnehmen und das Kürbisfleisch würfeln. Den Lauch in schmale Ringe, den Sellerie in Streifen schneiden; das Selleriegrün aufheben. Alles Gemüse mischen.

• Die Zwiebel schälen, vierteln, in Streifen schneiden und in 1 Eßlöffel Olivenöl glasig braten. Die Gemüsemischung, den zerbröckelten Brühwürfel, 2 Eßlöffel Öl, den Wein und die gehackten Rosmarinnadeln dazugeben. Das Gemüse in der geschlossenen Pfanne bei schwacher Hitze etwa 15 Minuten garen. Es soll knackig bleiben.

• Die Tomaten in große Würfel schneiden, dabei den Stielansatz entfernen. Die Würfel zum Gemüse geben und 5 Minuten ziehen lassen.

• Das Selleriegrün feinschneiden, mit der Steinpilzbrühe und der Butter unter das Gemüse rühren. Mit den Kräutern bestreuen.

Das paßt dazu: Grünkern, im ganzen gekocht (siehe Seite 26), oder Maisauflauf (Rezept Seite 33).

Mein Tip Kürbis läßt sich, am besten grob geraspelt, auch roh gut einfrieren. Man verwendet ihn angetaut für Salate, Suppen, Gemüse oder für Süßspeisen.

Variante: Bunte Weißkrautpfanne
Den Kürbis durch Weißkraut ersetzen und noch 3-4 Eßlöffel Weißwein dazugeben, weil Weißkraut weniger Wasser enthält.

Paprika-Möhren-Pfanne

Zutaten für 2 Portionen:
150 g Möhren · 300 g grüne Paprikaschoten · 100 g Zwiebeln · 2 Eßl. Sonnenblumenöl · ½ Tasse Gemüsebrühe · ½ Gemüsebrühwürfel · 1 Teel. Thymian, frisch feingehackt oder ½ Teel. getrockneter Thymian, gerebelt · ½ Teel. getrockneter Oregano, gerebelt · 1 Eßl. Petersilie, frisch gehackt · Kräutersalz · 2-3 Eßl. Crème fraîche

Pro Portion etwa 780 kJ/190 kcal
4 g Eiweiß · 11 g Fett · 18 k Kohlenhydrate · 8 g Ballaststoffe

- Vorbereitungszeit: 15-20 Minuten
- Garzeit: 12-15 Minuten

So wird's gemacht: Die Möhren unter fließendem Wasser sauber bürsten. Die Paprikaschoten halbieren, entkernen und waschen. Beides in feine Streifen schneiden. Die Zwiebeln schälen, halbieren und in Streifen (halbe Ringe) schneiden.

• Die Zwiebelstreifen in dem Öl glasig braten. Das Gemüse, die Gemüsebrühe, den Brühwürfel und den Thymian mit den Zwiebeln mischen. 12-15 Minuten bei schwacher Hitze in der geschlossenen Pfanne dünsten; das Gemüse soll noch knackig sein.

• Das Gemüse mit dem Oregano, der Petersilie und Kräutersalz würzen und die Crème fraîche darunterziehen.

Das paßt dazu: schnelle Hirsepfanne (Rezept Seite 32) oder Erbsenpfannkuchen (Rezept Seite 46).

Fenchel auf italienische Art

Zutaten für 2 Portionen:
1 große oder 2 kleine Fenchelknollen · 1 grüne Paprikaschote · 1 Knoblauchzehe · 2 Eßl. Olivenöl · ½ Tasse Gemüsebrühe · 4 Rosmarinnadeln, gehackt · 1 Teel. frische Thymianblättchen · ½ Teel. getrockneter Oregano, gerebelt · ½ Teel. Kräutersalz · 2 reife, feste Tomaten · 1 Eßl. Pinienkerne, geröstet
Pro Portion etwa 990 kJ/240 kcal
7 g Eiweiß · 13 g Fett · 23 g Kohlenhydrate · 10 g Ballaststoffe

- Vorbereitungszeit: 15 Minuten
- Garzeit: 15-20 Minuten

So wird's gemacht: Von den Fenchelknollen die Stiele und den Wurzelansatz abschneiden, das Fenchelgrün aufheben. Die Knollen waschen und vierteln. Die Paprikaschote waschen, entkernen und in Stücke schneiden. Die Knoblauchzehe schälen und feinhacken.
• Die Fenchel- und die Paprikastücke mit dem Knoblauch in dem Olivenöl anbraten. Dann mit der Gemüsebrühe auffüllen, mit den Kräutern und dem Salz würzen. Das Gemüse in der geschlossenen Pfanne bei schwacher Hitze 15 Minuten dünsten.
• Die Tomaten waschen, längs in dicke Scheiben schneiden (dabei die Stielansätze herausschneiden), vorsichtig darunterheben und 5 Minuten mitdünsten. Zum Schluß das Gemüse mit den Pinienkernen und dem abgezupften Fenchelgrün bestreuen.

Variante: Sehr gut schmeckt die Gemüsemischung als Vorspeise. Man läßt sie zugedeckt auf Zimmertemperatur abkühlen. Kurz vor dem Servieren die Pinienkerne und das Fenchelgrün darüberstreuen.

Kartoffel-Delikatessen

Die einfachsten Dinge schmecken oft am besten. Das gilt besonders für die ersten neuen Kartoffeln aus einheimischer Ernte. Kartoffeln in der Schale mit frischer Butter und Kräutern oder mit einer pikant abgeschmeckten Quark- oder Käsecreme sind wirklich eine Delikatesse. Die folgenden Vorschläge sollen Ihnen Anregungen geben. Kochen Sie für 2 Portionen 500-600 g mehlig-festkochende Schalenkartoffeln und servieren Sie eine der folgenden Mischungen dazu. Die herzhaften Cremes schmekken übrigens auch auf Vollkornbrot.

Kräuterquark
Zutaten für 2 Portionen:
250 g Magerquark · 100 g saure Sahne · 1 Teel. Hefeextrakt · 1 Knoblauchzehe, durchgepreßt · 1 milchsaure Gurke oder Gewürzgurke, feingewürfelt · reichlich Kräuter (Petersilie oder Kerbel, Schnittlauch, Zitronenmelisse, Dill, Borretsch, Liebstöckel, Majoran, Basilikum oder junge Wildkräuter), frisch feingehackt · ¼ Teel. Schabzigerklee
Zum Garnieren: Radieschenscheiben oder Feldsalat
Pro Portion etwa 710 kJ/170 kcal
20 g Eiweiß · 6 g Fett · 10 g Kohlenhydrate · 1 g Ballaststoffe (ohne Kartoffeln)

Selleriequark
Zutaten für 2 Portionen:
250 g Quark (20% Fett i. Tr.) · 2 Eßl. Milch · 2 Eßl. Sonnenblumenöl · 100 g Knollensellerie, feingerieben, oder Staudensellerie, feingeschnitten · 2 Eßl. Küchenkräuter oder Wildkräuter, frisch feingehackt · 1 Teel. mittelscharfer Senf · ½ Teel. Hefeextrakt · ½ Teel. Selleriesalz · 3 Teel. Zitronensaft

Pro Portion etwa 1000 kJ/240 kcal
17 g Eiweiß · 15 g Fett · 10 g Kohlenhydrate · 1 g Ballaststoffe (ohne Kartoffeln)

Paprikaquark
Zutaten für 2 Portionen:
250 g Magerquark · 5 Eßl. Sahne · 1 Eßl. feine Zwiebelwürfel · je 50 g rote und grüne Paprikaschote, feingewürfelt · 1 große Gewürzgurke, feingewürfelt · ½ Teel. mittelscharfer Senf · 1 Knoblauchzehe, durchgepreßt · 1 Teel. Edelsüßpaprika · ½ Teel. Rosenpaprika · ¾ Teel. Kräutersalz
Pro Portion etwa 760 kJ/180 kcal
18 g Eiweiß · 7 g Fett · 10 g Kohlenhydrate · 1 g Ballaststoffe (ohne Kartoffeln)

Edelpilz-Käsecreme
Zutaten für 2 Portionen:
200 g Magerquark · 75 g Sahne · 200 g kräftiger Edelpilzkäse wie Danablu oder Roquefort, mit der Gabel fein zerdrückt
Zum Garnieren: 4 Walnußkerne
Pro Portion etwa 2600 kJ/620 kcal
38 g Eiweiß · 48 g Fett · 6 g Kohlenhydrate · 1 g Ballaststoffe (ohne Kartoffeln)

So wird's gemacht: Den Quark mit der Sahne oder der Milch und dem Öl cremig rühren. Die weiteren Zutaten der Reihe nach daruntermengen. Zuletzt mit den Gewürzen abschmecken und garnieren.
• Wenn die Quarkmischung längere Zeit steht, setzt sich am Schüsselrand Molke ab. Deshalb die Creme erst kurz vor dem Servieren zubereiten oder nochmals durchrühren.

Kartoffeln aus der Pfanne

Zutaten für 2 Portionen:
500 g mehlig-festkochende Kartoffeln · 2 Teel. Butter · 2 Eßl. Wasser · ½–1 Teel. Kümmel · Kräuter (Petersilie, Majoran, Thymian), frisch feingehackt
Pro Portion etwa 920 kJ/220 kcal
5 g Eiweiß · 5 g Fett · 40 g Kohlenhydrate · 5 g Ballaststoffe

- Vorbereitungszeit: 10 Minuten
- Garzeit: etwa 15 Minuten

So wird's gemacht: Die Kartoffeln unter fließendem Wasser sauber bürsten und in mittelgroße Würfel schneiden.
• Die Butter mit dem Wasser in einer Deckelpfanne zerlassen. Die Kartoffelwürfel und den Kümmel hineingeben. Den Deckel schließen. Die Kartoffeln kräftig durchschütteln und bei starker Hitze ankochen; dann bei schwacher Hitze in etwa 15 Minuten fertiggaren.
• Die Kartoffeln mit den Kräutern bestreuen und sofort servieren.

Varianten: Grobgehackte Walnüsse oder Haselnüsse oder Sesam, eventuell auch etwas Delikata oder Endoferm unter die fertigen Kartoffeln mischen und alles kurz rösten oder 2 verquirlte Eier über die Kartoffeln gießen, stocken lassen und mit Schnittlauch bestreuen.

Variante: Zwiebelkartoffeln
100 g Zwiebelstreifen in 2 Teelöffeln Butter kurz anbraten. Die Kartoffelwürfel und 1–2 Eßlöffel Gemüsebrühe oder Wasser dazugeben. Leicht salzen, mit Endoferm oder Currypulver würzen und garen. Eventuell mit geriebenem Käse überbacken, bis der Käse zerläuft.

Nuß-Käse-Kartoffeln

Zutaten für 2 Portionen:
500 g mehlig-festkochende Kartoffeln · 20 g Butter · Kräutersalz · 70 g Haselnuß- oder Walnußkerne, grobgehackt · 80 g Greyerzer Käse, Bergkäse oder anderer würziger halbfester Schnittkäse · Gewürze nach Belieben (schwarzer Pfeffer, frisch gemahlen, oder Schabzigerklee oder Delikata oder Endoferm oder frische Kräuter wie Majoran, Thymian, Salbei oder junge Wildkräuter, frisch gehackt)
Pro Portion etwa 2700 kJ/640 kcal
20 g Eiweiß · 41 g Fett · 45 g Kohlenhydrate · 11 g Ballaststoffe

- Vorbereitungszeit: 15 Minuten
- Garzeit: 20-25 Minuten

So wird's gemacht: Die Kartoffeln unter fließendem Wasser sauber bürsten. In wenig Wasser oder im Dämpfeinsatz in etwa 15 Minuten knapp gar kochen; eventuell schälen.
• Die Butter in einer großen Pfanne zerlassen. Die Kartoffeln hineinraspeln, leicht salzen und die Nüsse daruntermischen. Etwa 10 Minuten bei schwacher Hitze durchbraten, dabei 1-2mal wenden.
• Den Käse im Elektrohacker grobhacken und unter die Kartoffeln mischen. Mit Gewürzen abschmecken oder frische feingeschnittene Kräuter unterziehen.

Das paßt dazu: eine große Schüssel Gemüsefrischkost; dann ist es schon eine vollwertige Mahlzeit. Sie können auch Wirsinggemüse (Rezept Seite 40) oder Mangold mit Crème fraîche (Rezept Seite 36) dazu servieren.

Zucchini-Kartoffel-Auflauf

Mit großen Zucchini, die nicht mehr so wäßrig sind wie die kleinen, gelingt der Auflauf besonders gut. Wenn Sie für die Zubereitung eine Servierpfanne (siehe Seite 8) benützen, ersparen Sie sich das Umfüllen in eine Auflaufform.

Zutaten für 2 Portionen:
100 g Zwiebeln · 2 Knoblauchzehen · 1½ Eßl. Sonnenblumenöl · 300 g mehlig-festkochende Kartoffeln · 250 g Zucchini, vorbereitet gewogen · ½ Eßl. Butter · 50 g mittelalter Goudakäse · 50 g Tilsiter Käse · 1 Tasse Kräuter (Petersilie, Liebstöckel, Basilikum, Thymian, Majoran oder Oregano), frisch gehackt · Kräutersalz · ½ Teel. Rosenpaprika · schwarzer Pfeffer, frisch gemahlen · 6 Eßl. Sahne · 1 Ei · 2 Eßl. Allgäuer Emmentaler Käse, frisch gerieben · 2 Eßl. Sonnenblumenkerne, geröstet
Pro Portion etwa 2800 kJ/670 kcal
31 g Eiweiß · 40 g Fett · 41 g Kohlenhydrate · 6 g Ballaststoffe

- Vorbereitungszeit: 20-25 Minuten
- Garzeit: etwa 30 Minuten

So wird's gemacht: Die Zwiebeln schälen und würfeln. Die Knoblauchzehen schälen, 1 Zehe feinhacken. Beides in einer ofenfesten Pfanne in dem Öl goldgelb braten.
• Die Kartoffeln unter fließendem Wasser sauber bürsten. Die Zucchini waschen und, wenn die Schale schon hart ist, schälen, dann längs halbieren oder vierteln und das weiche Innere herausnehmen.
• Die Butter auf den Zwiebeln schmelzen lassen. Die Kartoffeln und die Zucchini in die Pfanne raspeln.
• Den Backofen auf 200° vorheizen. Den Käse

im Elektrohacker zerkleinern und mit den Kräutern unter die Kartoffeln mischen. Den Auflauf mit 1 Teelöffel Kräutersalz und den Gewürzen kräftig abschmecken. Die Masse in der Pfanne gleichmäßig verteilen und andrücken.
• Die Sahne mit dem Ei, der durchgepreßten zweiten Knoblauchzehe und etwas Salz verrühren, über den Auflauf gießen. Den Käse und die Sonnenblumenkerne darüberstreuen.
• Den Auflauf auf den Rost in den Backofen (Mitte) stellen und etwa 30 Minuten backen, bis die Oberfläche goldgelb ist.

Das paßt dazu: gemischter Blattsalat (Rezept Seite 11) oder Wirsing mit Fenchel und Tomaten (Rezept Seite 10).

Kartoffelsalat mit grünen Bohnen

Mit viel frischem Thymian gewürzt und lauwarm serviert, schmeckt der Salat am besten.

Zutaten für 2 Portionen:
300 g kleine festkochende Kartoffeln · 200 g grüne Bohnen · ¾ Tasse Wasser · ½ Gemüsebrühwürfel · 1 Sträußchen Thymian · 1 Teel. mittelscharfer Senf · 3 Eßl. Obstessig · 2 Eßl. Sonnenblumenöl · 1 kleine Zwiebel · schwarzer Pfeffer, frisch gemahlen · 2 Teel. Thymianblättchen, grobgehackt · 1 Eßl. Petersilie, Estragon und Majoran, frisch feingehackt · 2 Teel. Butter · 2 Eier
Pro Portion etwa 1500 kJ/360 kcal
12 g Eiweiß · 19 g Fett · 32 g Kohlenhydrate · 7 g Ballaststoffe

- Vorbereitungszeit: 15–20 Minuten
- Garzeit: 15–20 Minuten
- Zeit zum Durchziehen: 30 Minuten

So wird's gemacht: Die Kartoffeln waschen und im Dämpfeinsatz oder in wenig Wasser nicht zu weich kochen. Dann schälen und in Scheiben schneiden.
• Die Bohnen waschen, von den Stielansätzen befreien und in 3 cm lange Stücke schneiden. Das Wasser mit ¼ Brühwürfel und dem Thymian aufkochen. Die Bohnen darin in 10–15 Minuten bißfest garen. Die Kochbrühe abgießen und aufheben.
• Aus 3 Eßlöffeln heißer Bohnenbrühe, ¼ Brühwürfel, dem Senf, dem Essig und dem Öl eine Marinade rühren. Die Kartoffeln und die Bohnen damit übergießen.
• Die Zwiebel schälen, feinwürfeln und unter den Salat mischen. Den Pfeffer darübermahlen, durchmischen und den Salat 30 Minuten zugedeckt bei Zimmertemperatur durchziehen lassen.
• Vor dem Servieren die Kräuter darunterheben. Den Salat abschmecken und auf zwei Teller verteilen.
• In der Butter 2 Spiegeleier braten und jede Salatportion mit einem Ei krönen.

Griechischer Kartoffelsalat

Ein frischer Sommersalat, der auch gut auf jedes Partybuffet paßt.

Zutaten für 2 Portionen:
500 g kleine festkochende Kartoffeln · 75 g kleine Zwiebeln · 1 grüne Paprikaschote · 150 g reife, feste Tomaten · 100 g schwarze Oliven, in Salzwasser eingelegt · 125 g Schafkäse oder milder Ziegenkäse · 1–2 Eßl. feingehackte frische Kräuter (Basilikum, Thymian, Oregano, wenig Rosmarin, Petersilie), frisch feingehackt
Zum Garnieren: Basilikumblättchen

Für die Marinade: 3 Eßl. heiße Kartoffelkochbrühe · ⅓ Gemüsebrühwürfel · 3 Eßl. Obstessig · 1½ Teel. mittelscharfer Senf · 3 Eßl. Olivenöl · 1 Eßl. Sonnenblumenöl · ¼–½ Teel. Kräutersalz · schwarzer Pfeffer, frisch gemahlen
Pro Portion etwa 3200 kJ/760 kcal
16 g Eiweiß · 54 g Fett · 51 g Kohlenhydrate · 16 g Ballaststoffe

- Garzeit für die Kartoffeln: 15-20 Minuten
- Zubereitungszeit für den Salat: 30 Minuten

So wird's gemacht: Die Kartoffeln waschen und im Dämpfeinsatz oder in wenig Wasser nicht zu weich kochen.
• Alle Zutaten für die Marinade verrühren.
• Die Kartoffeln schälen und in Scheiben schneiden. Die Marinade über die Kartoffeln gießen. Die Zwiebeln schälen, in dünne Ringe schneiden und vorsichtig unter den Kartoffelsalat mischen. 10 Minuten durchziehen lassen.
• Inzwischen die Paprikaschote vierteln, entkernen, waschen und in schmale Streifen schneiden. Die Tomaten waschen, halbieren (dabei den Stielansatz herausschneiden), dann in Scheiben schneiden. Die Oliven entkernen. Den Käse würfeln, die Hälfte beiseite stellen.
• Alle Salatzutaten vorsichtig mischen. Die Kräuter hinzufügen. Den Salat abschmecken und mit den restlichen Käsewürfeln sowie Basilikumblättchen garnieren.

Erbsenpfannkuchen mit Paprika-Bananen-Ragout

Zutaten für 2 Portionen:
Für die Pfannkuchen: 100 g getrocknete grüne Erbsen, ungeschält · 25 g Maisgrieß, fein (Polenta) · ½ Teel. gemahlener Koriander · je ¾ Teel. Kräutersalz und Currypulver · 5 Eßl. heißes Wasser · 4 Eßl. saure Sahne
Für das Gemüse: 120 g Zwiebeln · 1-2 Knoblauchzehen · 100 g gelbe Paprikaschoten · 1 grüne Chilischote · 120 g reife Tomaten · 20 g Butter · ¼ Teel. Kräutersalz · 2 mittelgroße, nicht zu reife Bananen · je ¼ Teel. gemahlener Piment (Nelkenpfeffer) und Kardamom · je ½ Teel. Rosenpaprika und Currypulver · 1½ Teel. abgeriebene Zitronenschale (unbehandelt) · 1 Eßl. Zitronensaft · 1 Eßl. Zitronenthymian oder Zitronenmelisse, frisch gehackt
Zum Braten: 2 Eßl. Butter
Zum Bestreuen: 1-2 Eßl. Sesamsamen
Pro Portion etwa 3000 kJ/710 kcal
20 g Eiweiß · 31 g Fett · 93 g Kohlenhydrate 10 g Ballaststoffe

- Keimdauer: 3 Tage
- Zubereitungszeit: 1 Stunde

So wird's gemacht: Die Erbsen, wie auf Seite 15 beschrieben, zum Keimen ansetzen.
• Den Maisgrieß mit dem Koriander, dem Salz und dem Curry mischen, mit dem heißen Wasser übergießen und die Sahne darunterrühren. Die gekeimten Erbsen im Elektrohacker pürieren, mit dem Maisbrei verrühren und den Teig ruhen lassen, bis das Gemüse vorbereitet ist.
• Die Zwiebeln schälen und würfeln. Den Knoblauch schälen und feinhacken. Die Paprikaschote waschen, entkernen und in 1 cm große Quadrate schneiden. Die Chilischote längs aufschlitzen, das weiße Innere und die Kerne sorgfältig entfernen, dann die Schote abspülen und

Eine reizvolle Salatmahlzeit, als Imbiß oder Abendessen stets willkommen, ist der raffinierte Bohnensalat nach griechischer Art. Rezept Seite 13. ▷

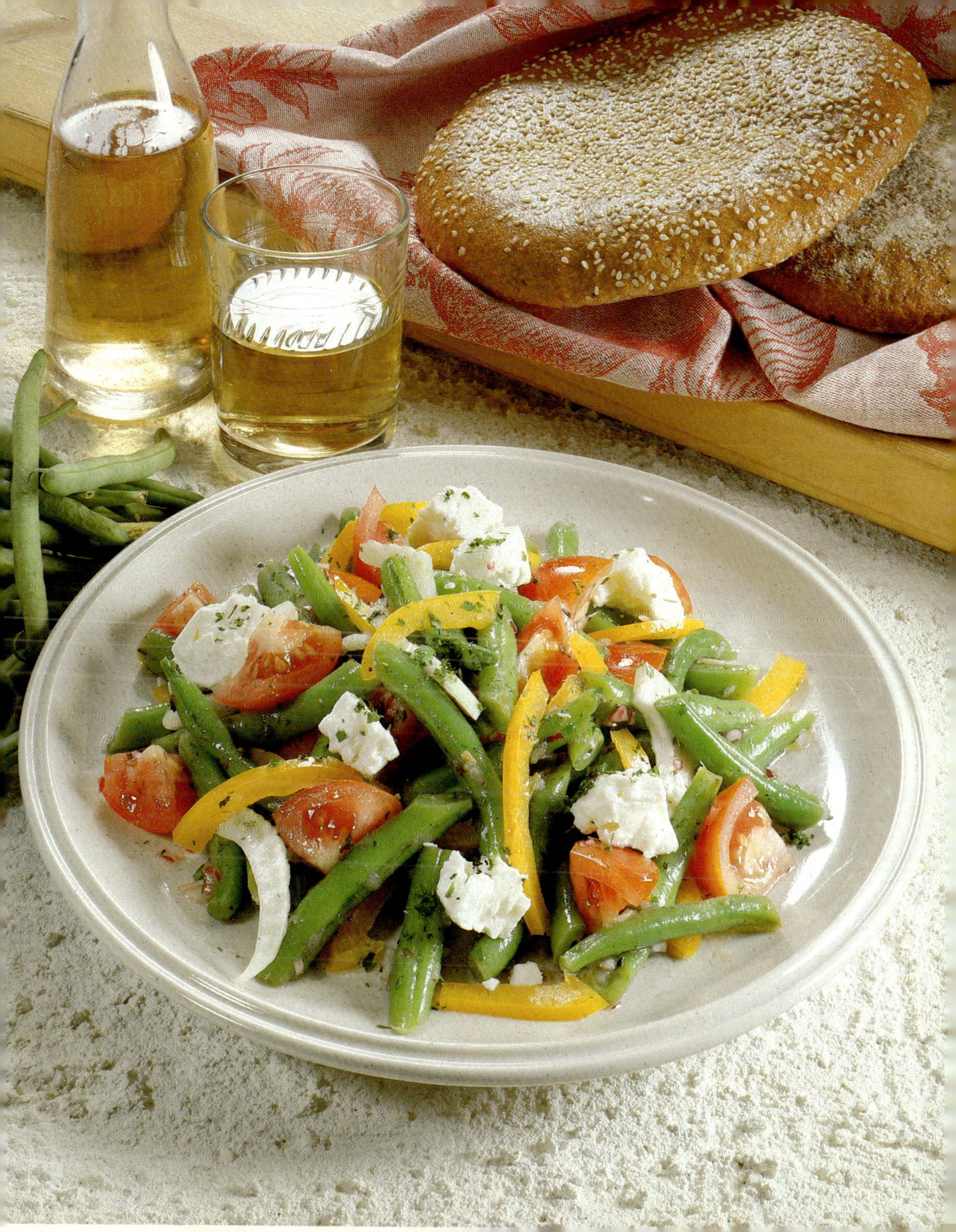

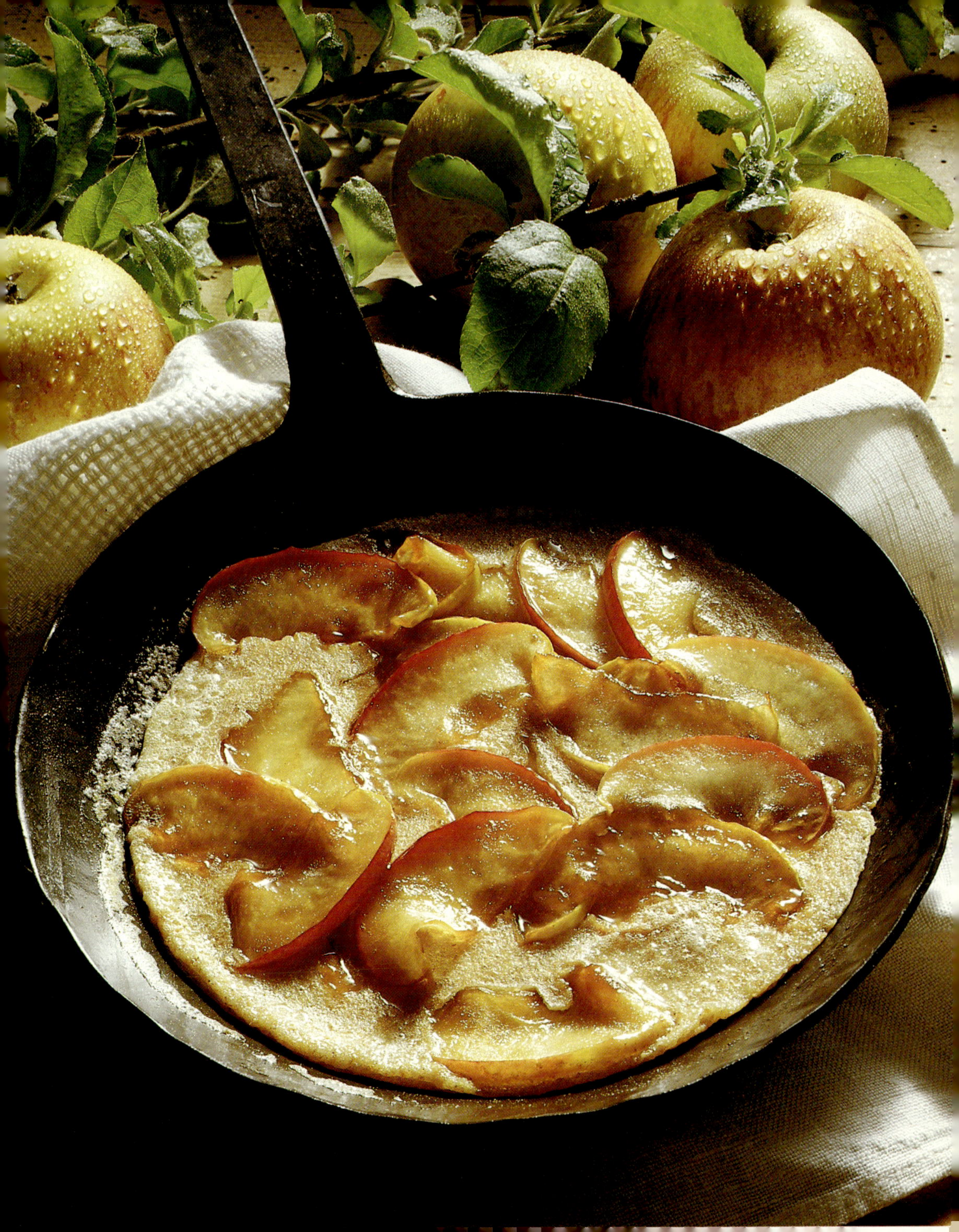

feinhacken. Die Tomaten in kleine Würfel schneiden, dabei den Stielansatz entfernen.
• Die Zwiebelwürfel und den Knoblauch in der Butter glasig braten. Das übrige Gemüse daruntermischen und salzen. Zugedeckt in etwa 5 Minuten bißfest dünsten. Die Bananen in Scheiben schneiden, darunterheben und noch 1-2 Minuten ziehen lassen. Das Gemüseragout mit den Gewürzen, der Zitronenschale und dem Zitronensaft kräftig abschmecken. Die Kräuter darunterziehen.
• Während das Gemüse gart, etwas Butter in einer großen Pfanne zerlassen. Jeweils 1-2 Eßlöffel Teig zu einem flachen Küchlein verstreichen und mit Sesam bestreuen. Die kleinen Pfannkuchen bei schwacher Hitze in der geschlossenen Pfanne etwa 5 Minuten backen, bis die Unterseite hellbraun ist. Die Küchlein wenden, etwas Butter zugeben und offen fertigbacken.
• Das Ragout zu den Pfannkuchen servieren.

Auberginenpfanne mit Kichererbsen

Zutaten für 2 Portionen:
125 g Kichererbsen · 1 Lorbeerblatt · 300 ccm Wasser · Kräutersalz · 150 g Zwiebeln · 2 Knoblauchzehen · 5 Eßl. Olivenöl · ½ Teel. Kurkuma (Gelbwurz) · 1 Prise Piment (Nelkenpfeffer) · 1 Prise Kardamon · ½ Teel. Mutterkümmel (Kumin) · 1 Prise Cayennepfeffer · 200 g Auberginen · 1½ Teel. getrockneter Oregano, gerebelt · schwarzer Pfeffer, frisch gemahlen · 300 g reife Tomaten · 2 Teel. Thymianblättchen
Pro Portion etwa 2100 kJ/500 kcal
17 g Eiweiß · 24 g Fett · 55 g Kohlenhydrate · 8 g Ballaststoffe

- Quellzeit: über Nacht
- Vorbereitungszeit: 30 Minuten
- Garzeit: 45 Minuten

So wird's gemacht: Die Kichererbsen mit dem Lorbeerblatt abends in dem Wasser einweichen.
• Am nächsten Tag ¼ Teelöffel Kräutersalz dazugeben und die Kichererbsen mit der Einweichflüssigkeit bei schwacher Hitze 30 Minuten kochen. Auf einem Sieb abtropfen lassen, dabei die Brühe auffangen, und das Lorbeerblatt herausnehmen.
• Die Zwiebeln schälen, vierteln und in schmale Streifen schneiden. Die Knoblauchzehen schälen und feinhacken. Beides in 2 Eßlöffeln Olivenöl goldgelb braten. Alle Gewürze zum Schluß kurz mitrösten. Die gewürzten Zwiebeln unter die Kichererbsen mischen und mit Kräutersalz abschmecken.
• Die Auberginen waschen und quer in 1 cm dicke Scheiben schneiden. 2 Eßlöffel Olivenöl in einer großen Pfanne erwärmen, die Auberginenscheiben darin wenden und nebeneinander in die Pfanne legen. Salzen und mit ¾ Teelöffel Oregano sowie Pfeffer bestreuen.
• Die Kichererbsen auf den Auberginen verteilen, 2 Eßlöffel Kochbrühe dazugeben. Alles zugedeckt 5 Minuten dünsten.
• Die Tomaten in Scheiben schneiden, dabei die Stielansätze entfernen. Die Tomatenscheiben auf die Kichererbsen legen, leicht salzen, mit ¾ Teelöffel Oregano bestreuen und mit dem restlichen Olivenöl beträufeln. In der geschlossenen Pfanne noch 5 Minuten mitdünsten, dann mit dem Thymian bestreuen.

◁ Apfelpfannkuchen mit Birnendicksaft sollten Sie einplanen, wenn die Familie Appetit auf eine süße Mahlzeit hat. Rezept Seite 51. Eine leichte Gemüsesuppe oder ein frischer Salat passen als Vorspeise.

Selbstverständlich verwenden wir in der Vollwertküche keinen raffinierten Zucker. Er liefert nur leere Kalorien, die dick machen, entzieht dem Körper Vitamin B_1 und eine Menge Kalzium. Auch mit natürlichen Süßungsmitteln wie Honig, Ahornsirup, Zuckerrübensirup, Apfel- und Birnendicksaft, Sucanat und Ursüße (=Granulat aus eingedicktem Zuckerrohrsaft) sowie ungeschwefelten Trockenfrüchten sollten Sie sparsam umgehen, denn auch sie enthalten zwischen 60 und 93% Zucker, können also Gesundheitsschäden verursachen, wenn sie im Übermaß verwendet werden. Auf ganz natürliche Weise süßen können Sie hingegen mit süßen, reifen Früchten wie Birnen, späten Zwetschgen, frischen Datteln und Bananen.

Apfelcreme mit Mandelsprossen

Für dieses Dessert müssen die Mandeln 2–3 Tage vorher zum Keimen (siehe Seite 15) angesetzt werden.

Zutaten für 2 Portionen:
2 Eßl. gekeimte Mandeln · 70 g Sahne · 2 kleine säuerliche Äpfel (150 g) · 1 große Banane · 3 Eßl. Birnendicksaft
Pro Portion etwa 1800 kJ/430 kcal
5 g Eiweiß · 20 g Fett · 55 g Kohlenhydrate · 5 g Ballaststoffe

- Keimdauer: 2–3 Tage
- Zubereitungszeit: 15 Minuten

So wird's gemacht: Die gekeimten Mandeln grobhacken. Die Sahne steif schlagen und in den Kühlschrank stellen.
• Die Äpfel entkernen, in große Stücke schneiden und mit der Banane im Elektrohacker pürieren. Den Birnendicksaft darunterrühren. Die Schlagsahne unter das Obstmus heben. Die Creme in zwei Dessertschalen füllen und mit den Mandeln bestreuen. Möglichst bald servieren.

Rhabarber-Schaumcreme

Zutaten für 2 Portionen:
200 g Rhabarber · 3 Eßl. Kirsch- oder Apfelsaft · ½ Teel. Agar Agar (Reformhaus) · 1 Teel. abgeriebene Zitronenschale (unbehandelt) · 1–2 Eßl. Blütenhonig · 80 g Sahne
Zum Garnieren: 1 Stück Zitronenschale, in feine Streifen geschnitten
Pro Portion etwa 820 kJ/200 kcal
2 g Eiweiß · 13 g Fett · 19 g Kohlenhydrate · 3 g Ballaststoffe

- Vorbereitungszeit: 10 Minuten
- Garzeit: 10 Minuten

So wird's gemacht: Die Rhabarberstangen waschen, in kleine Stücke schneiden und in dem Kirsch- oder Apfelsaft etwa 10 Minuten dünsten, bis sie zerfallen. Das Agar Agar und die Zitronenschale unter die heiße Masse rühren. Abkühlen lassen und mit dem Honig süßen.
• Die Sahne steif schlagen. 2 Eßlöffel Sahne zurückbehalten, den Rest unter den Rhabarber ziehen. Die Creme in zwei Dessertschalen füllen, mit einer Sahnerosette und einigen Streifchen Zitronenschale verzieren.

Mein Tip Die Rhabarbercreme schmeckt gut zum Nuß-Mandel-Kuchen (Rezept Seite 53).

Sanddorn-Bananen-Creme

Zutaten für 2 Portionen:
80 g Sahne · 1 Banane · 3 Eßl. Joghurt · 3 Eßl. Sanddorn, ungesüßt (Reformhaus) · 1 Teel. Akazienblütenhonig · ½ Teel. abgeriebene Orangenschale (unbehandelt) · 1 großer säuerlicher Apfel · 2 Teel. Pistazien, gehackt
Pro Portion etwa 1300 kJ/310 kcal
5 g Eiweiß · 17 g Fett · 36 g Kohlenhydrate · 3 g Ballaststoffe

- Zubereitungszeit: 10 Minuten

So wird's gemacht: Die Sahne steif schlagen. Die Banane grob zerschneiden und mit dem Joghurt, dem Sanddornsaft, dem Honig sowie der Orangenschale in einen Mixbecher füllen. Mit dem Schneidstab des Handmixers pürieren.
• Die Sahne unter das Bananenmus ziehen.
• Den Apfel achteln, vom Kernhaus befreien, dann in Scheibchen schnitzeln und unter die Sanddorncreme heben. Die Creme in zwei Dessertschalen füllen. Mit den Pistazien bestreuen.

Apfelpfannkuchen mit Birnendicksaft

Bild Seite 48

Zutaten für 2 Portionen (4 Pfannkuchen):
2 Teel. Butter · 110 g Dinkel, frisch feingemahlen · ⅛ l Milch · 2 Eßl. dunkle Rosinen, grobgehackt · 1 Teel. Honig · 2 Eigelb · ½ Teel. gemahlener Zimt · 1 Teel. abgeriebene Zitronenschale (unbehandelt) · 2 Eiweiß · 200 g mürbe, säuerliche Äpfel · 2 Eßl. Kokosflocken
Zum Backen: 25 g Butter
Zum Beträufeln: 2–3 Eßl. Birnendicksaft

Pro Portion etwa 2600 kJ/620 kcal
16 g Eiweiß · 31 g Fett · 69 g Kohlenhydrate · 8 g Ballaststoffe

- Vorbereitungszeit: 20 Minuten
- Ruhezeit für den Teig: 30 Minuten
- Backzeit: etwa 20 Minuten

So wird's gemacht: Die Butter zerlassen. Den Dinkel mit der Milch, den Rosinen, dem Honig, den Eigelben, der lauwarmen Butter, dem Zimt und der Zitronenschale verrühren. Den Teig 30 Minuten zugedeckt quellen lassen.
• Die Eiweiße steif schlagen und unter den Teig ziehen. Die Äpfel vierteln, vom Kernhaus befreien und in dünne Spalten schneiden.
• Etwas Butter in einer kleinen Pfanne zerlassen. Ein Viertel der Apfelspalten nebeneinander

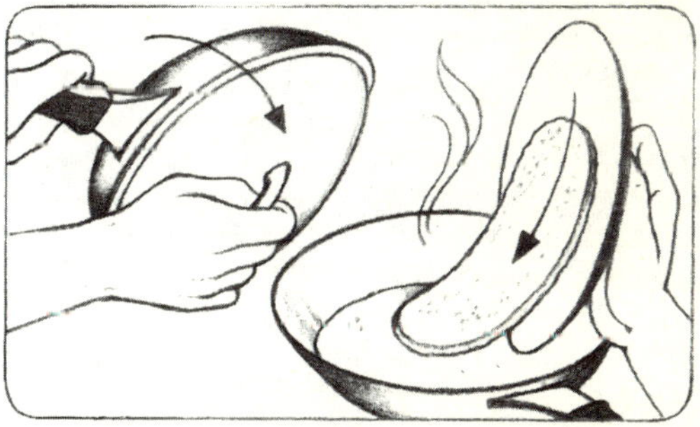

Das Wenden gefüllter Pfannkuchen geschieht am praktischsten mit einem passenden Topfdeckel. So bleibt der Pfannkuchen ganz.

in die Pfanne legen. Etwa 2 Eßlöffel Teig darüber verteilen und mit Kokosflocken bestreuen. Den Pfannkuchen bei schwacher Hitze zugedeckt auf einer Seite hellbraun backen.
• Einen flachen Deckel auf die Pfanne legen, festhalten und den Pfannkuchen auf den Deckel stürzen. Etwas Butter in die Pfanne geben. Den Pfannkuchen hineingleiten lassen und auf der anderen Seite backen. 3 weitere Pfannkuchen backen. Den Birnendicksaft darüberträufeln.

Herbstlicher Obstsalat

Bild Seite 17

Zutaten für 2 Portionen:
1 Birne · 1 Apfel · 125 g Zwetschgen · 125 g blaue Weintrauben · 150 g Honigmelone, geschält gewogen · 2 Eßl. Birnendicksaft · 1 Eßl. naturreiner Traubensaft · 1 Eßl. Pinienkerne
Pro Portion etwa 1300 kJ/310 kcal
3 g Eiweiß · 6 g Fett · 64 g Kohlenhydrate · 8 g Ballaststoffe

- Zubereitungszeit: 20 Minuten

So wird's gemacht: Die Birne vierteln, vom Kernhaus befreien, dann längs in schmale Schnitze schneiden und auf zwei Desserttellern kranzförmig anordnen.
• Den Apfel vierteln, entkernen und quer in dünne Scheiben schneiden. Die Zwetschgen halbieren, entsteinen und in Streifen schneiden. Die Trauben halbieren und entkernen. Die Melone würfeln oder Kugeln ausstechen.
• Den Birnendicksaft mit dem Traubensaft verrühren, über das Obst gießen und alles vorsichtig mischen. Den Obstsalat auf den Birnen verteilen und die Pinienkerne darüberstreuen.

Rhabarberauflauf mit Mandelstreuseln

Zutaten für 1 Pizzaform von 24 cm ∅ (3–4 Portionen):
Für die Streuselmasse: 5 bittere und 60 g süße Mandeln · 180 g Weizen, frisch feingemahlen · ¼ Teel. gemahlener Zimt · 75 g kalte Butter · 80–100 g Honig (je nach Säuregehalt des Obstes)
Für die Füllung: 300 g Rhabarber · 250 g Äpfel · 1 Eßl. Honig
Für die Form: Butter
Für die Baisermasse: 1 Eiweiß · ½ Eßl. Honig
Bei 3 Portionen pro Portion etwa 3000 kJ/710 kcal
13 g Eiweiß · 34 g Fett · 83 g Kohlenhydrate · 11 g Ballaststoffe

- Vorbereitungszeit: etwa 35 Minuten
- Ruhezeit für die Streusel: 4–12 Stunden
- Backzeit: etwa 45 Minuten

So wird's gemacht: Die bitteren Mandeln im Elektrohacker sehr fein zerkleinern, die süßen Mandeln dazugeben und mittelgrob hacken. Das Mehl, die Mandeln und den Zimt in der Backschüssel mischen.
• Die Butter in Stückchen schneiden und mit den Knethaken der Küchenmaschine daruntermischen. Den Honig langsam hineinlaufen lassen und dabei mit den Knethaken so lange weiterarbeiten, bis Streusel entstanden sind. Die Masse im Kühlschrank festwerden lassen.
• Den Rhabarber waschen. Dicke Stangen längs halbieren, dann in 1–2 cm breite Streifen schneiden. Die Äpfel vierteln, vom Kernhaus befreien, grobraspeln und mit dem Rhabarber mischen.
• Das Obst in die gefettete Form füllen und mit dem Honig beträufeln. Die Streuselmasse darüber verteilen und leicht zusammendrücken.
• Die Form mit Alufolie abdecken und auf den Rost in den kalten Backofen (unten) schieben. Den Auflauf bei 180° 25 Minuten backen. Dann die Folie abnehmen und noch 10 Minuten backen.
• Inzwischen das Eiweiß sehr steif schlagen, den Honig hineinträufeln und weiterschlagen, bis eine feste Schaummasse entstanden ist. Die Baisermasse in eine Tortenspritze füllen und den Auflauf damit verzieren.
• Noch 5–10 Minuten auf der mittleren Schiene backen, bis die Oberfläche leicht gebräunt ist.

Hirseauflauf mit Zwetschgen

Mit einer Frischkostplatte als Vorspeise ist der Hirseauflauf eine vollwertige Mahlzeit. Er schmeckt sowohl warm als auch kalt, und man kann ihn gut einfrieren. Auch für den kleinen Haushalt lohnt es sich also, die größere Menge zu backen.

Zutaten für 3–4 Portionen:
150 g Hirsekörner · 300 ccm Wasser · 600 g Zwetschgen · ¼ Teel. gemahlener Zimt · 110 g Honig · 30 g flüssige Butter · 60 g Sahne · 3 Eigelb · abgeriebene Schale von ½ unbehandelten Zitrone · 50 g Haselnußkerne, mittelfein gemahlen · 50 g Hirse, frisch feingemahlen · 3 Eiweiß
Für die Form: Butter
Bei 3 Portionen pro Portion etwa
3400 kJ/810 kcal
18 g Eiweiß · 34 g Fett · 110 g Kohlenhydrate · 21 g Ballaststoffe

- Vorbereitungszeit: 50 Minuten
- Ruhezeit für den Teig: 30 Minuten
- Backzeit: 35–40 Minuten

So wird's gemacht: Die Hirsekörner in das kalte Wasser einrühren und aufkochen, dann 30 Minuten auf der ausgeschalteten Herdplatte oder in einer Kochkiste (siehe Seite 8) quellen lassen. Die Zwetschgen halbieren, entsteinen, mit dem Zimt und 50 g Honig mischen. Zugedeckt 30 Minuten durchziehen lassen.
• Die Butter mit der Sahne, 60 g Honig und den Eigelben verrühren. Die Zitronenschale, die Nüsse, das Hirsemehl und die gekochte Hirse hinzufügen.
• Den Backofen auf 200° vorheizen. Die Eiweiße steif schlagen und unter den Teig heben. Die Hälfte der Hirse in eine gefettete Auflaufform füllen. Die Zwetschgen darauflegen und die restliche Hirsemasse darüber verteilen.
• Den Auflauf auf den Rost in den Backofen (unten) schieben und 35–40 Minuten backen. Eventuell mit Alufolie oder Pergamentpapier abdecken, damit er nicht zu braun wird.

Varianten: Sehr gut schmeckt der Auflauf, wenn man die Hälfte der Zwetschgen durch reife Nektarinen ersetzt. Statt Zwetschgen kann man auch frische oder getrocknete Aprikosen (letztere in Apfelsaft einweichen) verwenden.

Sechs Kuchen aus einem Teig

Ein besonders feines Kuchenrezept mit vielen Varianten. Der Kuchen läßt sich gut einfrieren. Es ist also empfehlenswert, die ganze Teigmenge zuzubereiten, auch wenn Sie für einige Rezepte nur die Hälfte benötigen.

Nuß-Mandel-Kuchen

Zutaten für 1 Kastenform (30 cm) oder 2 Tortenböden (24 cm ∅) oder 1 Backblech (35 × 40 cm):
100 g Butter · 200 g milder Blütenhonig · 6 Eigelb · ¼ Teel. gemahlener Zimt · abgeriebene Schale von 1 unbehandelten Zitrone · 4 Eßl. kohlensäurereiches Mineralwasser · 2 Eßl. Rum · 230 g Weizen, frisch feingemahlen · 2 Teel. Weinstein-Backpulver · 100 g Haselnußkerne, feingemahlen · 130 g süße und 4 bittere Mandeln, feingemahlen · 6 Eiweiß
Für die Form: Butter
Bei 15 Stücken pro Stück etwa 1200 kJ/285 kcal
8 g Eiweiß · 18 g Fett · 23 g Kohlenhydrate · 4 g Ballaststoffe

- Vorbereitungszeit: 35 Minuten
- Ruhezeit für den Teig: 30 Minuten
- Backzeit: Kastenform etwa 40 Minuten, Tortenboden 25-30 Minuten

So wird's gemacht: Die Butter zerlassen und lauwarm abkühlen lassen. Den Honig, die Eigelbe, die Butter, den Zimt und die Zitronenschale gründlich verrühren. Das Mineralwasser und den Rum dazugeben. Anschließend das mit dem Backpulver gemischte Mehl darunterrühren. Den Teig 30 Minuten ruhen lassen.
• Den Backofen auf 180° vorheizen. Die Nüsse und die Mandeln mischen. Die Eiweiße zu steifem Schnee schlagen. Den Eischnee und die Nuß-Mandel-Mischung abwechselnd unter den Teig ziehen.
• Die Masse in eine gefettete oder mit Backtrennpapier ausgelegte Kastenform füllen und glattstreichen.
• Den Kuchen auf den Rost in den Backofen (unten) stellen und 35-40 Minuten backen. Die Stäbchenprobe machen, um zu prüfen, ob er durchgebacken ist; es darf kein Teig mehr am Hölzchen kleben, das man in die Mitte des Kuchens sticht.
• In Alufolie gewickelt, hält sich der Kastenkuchen im Kühlschrank etwa 14 Tage frisch.

Variante: Petits fours
Den Teig in kleine Papier-Backförmchen füllen, im vorgeheizten Backofen (Mitte) bei 180° etwa 20 Minuten backen.

Variante: Erdbeer-Sahne-Schnitten
Den gebackenen Kastenkuchen in Scheiben schneiden. Jede Scheibe mit Orangenlikör beträufeln und mit honiggesüßtem Erdbeerpüree bestreichen. Dick mit Sahne bespritzen, Erdbeeren hineinsetzen. Den Rand mit gehackten Pistazien oder gerösteten Mandelblättchen bestreuen.

Variante: Kirschkuchen
Den Teig aus der Hälfte der Zutaten, aber ohne Mineralwasser rühren (weil die Kirschen saftig sind), mit 2 Teelöffeln Kakao und - bei Süßkirschen - mit 1 Eßlöffel Zitronensaft aromatisieren. Den Teig in eine gefettete, bemehlte Springform von 24 cm Durchmesser füllen. 500 g entkernte, abgetropfte Süß- oder Sauerkirschen darauf verteilen. Den Kuchen im vorgeheizten Backofen (unten) bei 180° 40-45 Minuten backen. Vor dem Servieren ein Sahnegitter aufspritzen.

Variante: Zwetschgen- oder Apfelkuchen vom Blech
Den Teig auf einem gefetteten Blech gleichmäßig verstreichen. Mit halbierten, entkernten Zwetschgen schuppenförmig belegen. Oder mit Apfelschnitzen belegen und - je nach Säure der Äpfel - entweder mit Birnendicksaft bestreichen oder mit Honig beträufeln. Den Kuchen im vorgeheizten Backofen (unten) bei 180° etwa 40 Minuten backen.

Mein Tip Wer keinen Alkohol verwenden möchte, kann ihn durch aromatischen Fruchtsaft ersetzen. Eine geringe Menge Rum (oder auch Wein beziehungsweise Likör) dient in manchen Speisen oder Kuchen jedoch nur als Aromageber, denn der enthaltene Alkohol verfliegt beim Garen oder Backen. Besonders locker werden die Kuchen, wenn Sie statt 200 g Honig 150 g Zuckerrohrgranulat (siehe Seite 50) nehmen und in diesem Fall das Mineralwasser durch 100 ccm Milch ersetzen.

Rezept- und Sachregister

Kursiv gesetzte Seitenzahlen verweisen auf Farbbilder.

Rezept- und Sachregister

Bücher, die weiterhelfen

Für den Einstieg in die Vollwert-Ernährung:
Philippeit, Ute: Weniger Chemie im Kochtopf. Rowohlt-Taschenbuch-Verlag, Reinbek
Verband Unabhängiger Gesundheitsberater, Gießen: Vollwert-Ernährung zum Überleb(g)en. Ardos-Verlag, Postfach 110873, 6300 Gießen 11

Für weitere Informationen:
Bircher, Ralph: Gesünder durch weniger Eiweiß. Edition Wendepunkt, Bad Homburg v. d. H./Erlenbach-Zürich
Bruker, M. O.: Gesund durch richtiges Essen. Tomus-Verlag, München
Bruker, M. O.: Krank durch Zukker. Helfer-Verlag E. Schwabe, Bad Homburg v. d. H.
Handbuch der Haushalts-Getreidemühlen. Verlag Natürlich und Gesund, Postfach 700118, 7000 Stuttgart 70
v. Koerber/Männle/Leitzmann: Vollwert-Ernährung. Grundlagen einer vernünftigen Ernährungsweise. Haug Verlag, Heidelberg
Lützner, Hellmut: Richtig essen nach dem Fasten. Gräfe und Unzer Verlag, München
Thomas, Berthold: Vollkorn bietet mehr. Diaita-Verlag, Bad Homburg v. d. H.

Die appetitlich angerichtete Frischkostplatte mit Käsedressing begeistert jeden Feinschmecker und macht den Einstieg ganz besonders leicht. Rezept Seite 12. ▷